Une vie presque rêvée

Au cœur de la médecine de l'enfant

Récits de vie. Santé et maladie

Cette collection regroupe des récits de vie et témoignages divers concernant la santé, la maladie et aussi la guérison.

Dernières parutions

Jean-Sébastien Morvan, *Itinéraire d'un enfant accidenté, Traces, trames, trajectoire*, 2024.
Catherine Bargibant, *Le travail, c'est la santé ? Dans la peau d'une soignante en burn-out*, 2024.
Annie Bléas, *Anamnésie*, 2024.
Alban Plantin, *Lumbago. Le kiné qui ne savait pas soigner son propre mal de dos*, 2023.
Denis Langlet, *Vu de ma fenêtre. Témoignage d'un malade de Parkinson*, 2023.
Benoît Quinquis, *Voyage en Normalaisie. Le pays des gens « normaux » vu par un Asperger* suivi de *Dix signes infaillibles pour ne pas reconnaître un « Aspie »*, 2023.
Benjamin Glémot, *Sortir du silence. Témoignage d'un jeune sourd-implanté*, 2023.
Élizabeth Bougeois, *Paroles de soignantes en période de COVID-19. Les effets loupe de la crise sanitaire sur des pratiques et des ressentis*, 2023.
Maryse Stiernon, *Et maintenant, on fait comment ?*, 2023.
Micheline Thomas-Desplebin, Éléonore Sabarots, *Léo, lumineuse à jamais*, 2023.
Vincent Passerat-Palmbach, *Le petit patient*, 2023.
Marie-Christine Doux, *Fleur profane. Mes amours mystiques*, 2022.
Katouchka Van Ditzhuyzen, *La face cachée de l'inceste. De l'emprise à la femme libre*, 2022.
Gwenaël Bernard, *Charcot ou la vie, il faut choisir, Ligoté au diable*, 2020.
Catherine Klein, *Vivre avec la sclérose en plaques. Le sepien est un être humain comme tout le monde, ou presque*, 2018.

Annick Clement

Une vie presque rêvée

Au cœur de la médecine de l'enfant

L'Harmattan

5-7, rue de l'École-Polytechnique – 75005 Paris

www.editions-harmattan.fr

ISBN : 978-2-336-45501-3

EAN : 9782336455013

À Philippe, Caroline, Mathieu, Alexandre
Pauline, Jean, Alexis
Camille, Juliette, Victor

À toutes celles et tous ceux qui ont partagé le quotidien de cette aventure médicale : les enfants et leurs familles, les personnels des services hospitaliers, et les équipes universitaires. Merci infiniment pour leur confiance et leur engagement prodigieux.

1. Une journée presque rêvée

Le jour se lève. Par la fenêtre entrouverte, le concert des oiseaux est joyeux et entrainant. J'entends le souffle de Georges qui dort à mes côtés. Et je souris.

Toutes ces sollicitations sonores me rendent impatiente de me plonger dans la vie qui s'éveille et me poussent à rapidement sortir du lit. Rite incontournable du matin : ouvrir grand la fenêtre et me laisser envahir par toutes les sensations et les émotions qui en un instant me submergent.

C'est tout d'abord la beauté de la vue qui me saisit, toujours aussi majestueuse, et pourtant chaque jour différente. Dominantes, les tours de Notre-Dame s'offrent si incroyablement et délicieusement au regard. Elles sont enveloppées d'un écrin de ciel au dégradé rose bleuté déjà transparent, avec une luminosité qui étrangement s'accroche au sommet de la cathédrale pour l'auréoler d'une parure presque divine.

Instants bénis, d'une magie prodigieuse mêlant rêve et réalité, et qui s'incrustent en moi pour me donner une force sans égale. Moments que l'on voudrait pouvoir prolonger car ils ont cette capacité insensée de nous convaincre de notre légèreté et de notre liberté.

Je me retourne et vois Georges toujours endormi. Portée par cet élan de joie qui vient de m'envahir, je le regarde avec une tendresse toute particulière. Georges, à mes côtés depuis de nombreuses années, dans une alchimie qui bien sûr n'appartient qu'à nous. Elle est vitale, accompagnant nos chemins de vie dans les univers professionnels bien différents que nous avons chacun choisis et investis si intensément. Il y a des matins comme cela, qui nous disent que la journée qui commence va être agréable et pleine d'heureuses surprises. On veut y croire, et c'est suffisant.

C'est avec une énergie heureuse que je prépare le café. Je le dépose sur la table du balcon qui surplombe le jardin de l'école voisine, encore vide à cette heure. Le ciel est partout et Notre-Dame bien centrale dans ce décor enchanteur.

Très vite, le parfum envahissant des roses s'impose. Elles sont plantées dans des pots de terre d'un délicat beige rosé, des petits et des grands pour accueillir leur diversité de taille et de volume. Mes préférées, et bien qu'elles ne diffusent pas vraiment de senteur, les Pierre de Ronsard, avec leurs dégradés invraisemblables de blanc vers le rose soutenu de leur cœur. Elles sont d'une beauté parfaite, avec leurs fleurs innombrables ce matin dans leur pleine maturité. Le regard saute de l'une à l'autre, jamais rassasié. L'ensemble est agrémenté de lavande et de plantes aromatiques tellement surprenantes et variées dans la forme de leur feuille et leur odeur. Il y aussi les framboisiers, les chèvrefeuilles, les jasmins, et le figuier.

Le tout forme un tableau vivant qui rencontre le rêve et l'imagination et qui pourrait nous absorber des heures entières. L'air est léger, la température si douce, les bruits de la ville sont lointains comme un petit murmure qui berce les oreilles. Tout semble si parfait qu'une émotion de bien--être me saisit et m'entraine délicieusement dans un élan de bonheur. Mais, il est temps de renouer avec la vraie vie.

Le moment qui suit est celui de la transition, pour basculer sans trop de difficultés d'un monde de douceur un peu poétique, vers celui du quotidien et ses réalités. La voiture se prête bien à ce passage, avec la musique douce qui se met en marche immédiatement. Pendant les quelques minutes du trajet, je déroule mentalement le programme de la journée. Il y a la consultation à l'hôpital puis ensuite dans l'après-midi l'université. Je mesure très souvent la chance prodigieuse qui m'est donnée de pouvoir exercer le métier de médecin consacré aux enfants et celui d'enseignant-chercheur. Ces deux activités se mêlent parfaitement dans une harmonie et une synergie qui les rendent indissociables. Elles se complètent, se soutiennent, se dépassent, laissant imaginer mille façons de leur donner de nouveaux développements.

Lorsque je franchis la porte d'entrée et monte l'escalier qui me conduit à mon bureau, une interrogation mêlée d'une légère anxiété me saisit toujours. Je dirige un service de pédiatrie principalement centré sur les maladies respiratoires. Si j'ai bien en tête la séquence des activités qui m'attendent, je sais aussi qu'il va falloir compter sur les imprévus qui dès que j'arrive vont s'imposer avec plus ou moins de force et parfois faire basculer brutalement l'ordre programmé.

Félicie, mon assistante qui m'accompagne depuis mes débuts et qui est toujours très matinale, a déjà préparé mon planning. Elle coordonne avec autant de précision et d'efficacité ma fonction de chef de service et celle d'universitaire. Avec son sourire et sa bienveillance apaisante, elle m'indique rapidement mes priorités. C'est ainsi que ce matin elle me dit qu'avant la consultation, il faudrait que j'aille voir Suzanne qui a été hospitalisée en urgence dans la nuit. Immersion brutale dans une réalité que je n'avais pas anticipée et qui me déstabilise un instant.

Suzanne, une de mes petites patientes qui m'inquiète particulièrement. Elle est malade depuis la naissance et, malgré tous les soins, son état s'aggrave dangereusement et inexorablement. Il est toujours très dur d'arriver au stade où nous savons que des décisions d'une gravité sans appel sont à prendre. En me dirigeant vers le service, je sais au fond de moi que c'est cette situation qu'il va bientôt falloir gérer. Comme toujours, je ne prends pas l'ascenseur. J'ai besoin du temps de l'escalier monté lentement pour me préparer à la voir, entourée de ses parents et de toute l'équipe soignante.

Son regard lorsque j'entre dans sa chambre est à la limite du soutenable. Je le savais et le redoutais. Ces moments, envahis par les yeux d'une enfant qui sait des choses que nous ne savons pas, sont marqués par une succession d'émotions qui s'affrontent en un combat difficile. Vite, réagir, ne pas se laisser prendre par l'angoisse de la situation et par les tourments intérieurs qui nous plongent dans une sidérante souffrance. Prendre le dessus, voilà ce qui s'impose en quelques fractions de seconde.

Alors, comme je le fais toujours, je lui souris doucement et m'approche de son visage pour l'embrasser, là où elle aime bien, dans le creux du cou à droite. Ce contact physique est très important pour nous deux, je crois. Elle se dit peut-être que je ne suis pas différente des autres jours et que donc elle ne va pas si mal. Et, je gagne quelques précieux instants pour m'imprégner de la réalité de son état clinique.

Après ce baiser d'une portée si singulière, il y a l'étape du jeu avec le doudou, son vrai double, qui n'a jamais été absent depuis que je la connais. Je suis censée faire la conversation avec lui, demander comment il va et s'il a bien dormi. Mais, aujourd'hui, il n'est présent que pour elle. Elle l'absorbe complètement et le tient fermement contre sa poitrine, comme pour se protéger et rendre un peu moins apparentes ses difficultés pour respirer. Les parents ont accompagné toute cette séquence en déplaçant leurs regards de moi vers elle, puis à nouveau vers moi. Ils s'accrochent à mon visage, cherchant à renouer avec l'illusion que l'aggravation des heures précédentes a été brutale mais sera brève et passagère. Ils essaient de se convaincre qu'il faut mieux faire avec les sursauts de la maladie et les accepter.

Après avoir longuement échangé avec les médecins, l'équipe soignante et la famille, les traitements sont listés et la feuille

de route de la journée établie. Je m'approche de Suzanne pour l'embrasser. C'est alors qu'elle me chuchote : « Tu sais demain c'est mon anniversaire. J'ai invité mes copines à la maison et je mettrai ma robe rouge. »
Je la regarde, n'osant lui rappeler la réalité de la situation, et essaie de sourire.
Ses yeux s'emparent des miens, et elle poursuit : « Tu aimes bien quand je mets du rouge ! »
Que dire, que faire ? Insoutenables fractions de seconde. Nous sommes toutes les deux entrainées dans un jeu de rôles établi de longue date maintenant. Nous avons appris à le jouer dans une forme d'osmose façonnée par le temps, presque malgré nous.

Les mots sont inutiles. Je lui caresse le front puis le bras, et serre sa main en essayant de la réchauffer quelques instants. Je sens ses petits doigts presser légèrement les miens. L'émotion me gagne, plus intensément que d'ordinaire. Je dois repousser les larmes qui montent en moi. Je la quitte sur ce contact trop éphémère.

Je ne peux rester plus longtemps car d'autres tâches m'attendent. C'est à nouveau l'escalier qui va me conduire dans l'arène de la consultation. En descente cette fois. Il jalonne mes journées comme un vieil ami. J'aime sa taille large, son arrondi harmonieux, et ses marches claires et bien équilibrées qui accueillent sans risque toutes les vitesses et toutes les courses. Il accompagne les angoisses et arrive à les déplacer et les repousser, aidé par un environnement au charme insolite. Il est, en effet, situé devant une grande baie vitrée qui occupe tout un mur et qui ouvre sur un espace de verdure foisonnant, dans lequel une ancienne voie ferrée trace un chemin de plus en plus invisible. On se retrouve ainsi pour quelques instants entourés d'une nature charmante et imprévue. Personne ne vient jamais dans cet enclos rempli d'arbustes livrés à eux-mêmes et qui suivent imperturbables

les rythmes des saisons. Les oiseaux et leurs chants légers habitent aussi ce petit havre de paix.

Précipitation pour moi ce matin en descendant l'escalier car je suis très en retard. A mon arrivée, il y a déjà beaucoup de monde et des regards mêlant soulagement et mécontentement m'accueillent. Je sais d'expérience qu'il n'est jamais aisé de faire passer le message de priorités de situations médicales qui bousculent les horaires, comme Suzanne. C'est illusoire, et, ce matin, je n'en ressens pas la nécessité et surtout je n'en ai pas la force. J'ai laissé une partie de moi auprès de Suzanne, ce qui me rend sourde et presque insensible aux plaintes inutiles.

Heureusement, dès que les rendez-vous se succèdent, la tension diminue puis s'efface rapidement. Les portes s'ouvrent et se ferment. Les cris, les pleurs, et parfois les rires se mêlent dans un étrange concert qui n'appartient qu'à ce lieu, et qui se répète inlassablement. Que serait un espace de consultation calme ? Impossible à imaginer car c'est un lieu de vie que tous ceux qui sont présents cherchent à s'approprier pour faire vivre leurs angoisses, leurs peines, leurs joies, leurs instants. Il y a toujours un mélange d'effervescence et de mouvements qui s'éparpillent dans toutes les directions. La maladie n'efface pas le besoin de jouer. Et là est la magie de l'endroit, avec les fresques d'animaux sur les murs, les petites tables recouvertes de feuilles de papier et de crayons de couleur, les autos qui nous filent entre les pieds, la cabane en bois colorée de rouge et de jaune dans laquelle les plus jeunes se cachent, et les cris de ceux qui courent après les ballons.

Lorsque leur tour est venu, les enfants ont un peu oublié qu'ils sont à l'hôpital et souvent commencent par me montrer leurs dessins en détaillant les personnages représentés, avec toujours des références à leur vie à la maison ou à l'école. Ces moments d'échange et le lien de complicité qui se crée sont précieux pour la suite de la consultation. Je me surprends à penser à Suzanne, qui était dans ce lieu il y a seulement quelques semaines.

Mais, rapidement, les familles impatientes de me livrer leurs angoisses prennent le pas, et investissent le champ médical. Elles ont été dirigées vers une structure spécialisée, donc, sûrement la situation est grave, pensent-elles. Alors, elles racontent la maladie, minimisant ou au contraire exagérant les symptômes et cherchant un signe d'encouragement dans mon regard qui est toujours scruté intensément. J'ai appris avec le temps que le regard était au moins aussi important que les paroles prononcées. Les mots sont avidement entendus, mais ils sont compris et interprétés bien variablement. Et cela est difficile à apprécier dans le temps limité de l'entretien. Le temps, toujours le temps, celui qu'on aimerait avoir et dont on rêve encore et encore. Mais, il ne s'invite jamais dans notre programme. Alors, on l'invoque, on en fait presque un personnage, et souvent on l'utilise pour excuser notre débordement dans cette fourmilière insensée où chacun essaie de prendre le plus qu'il peut dans un désordre qui est devenu si familier et même si attachant.

Comme toujours, la matinée passe comme un éclair, jaillissant en un instant et finissant aussi brutalement. Des heures passées, on ne garde qu'une impression bien particulière, celle d'avoir flotté sur une mer houleuse avec ses hauts et ses bas, essayant de parer le mieux possible tous les coups dans une anarchie prodigieuse toujours aussi imprévisible. Etrangement, même si un épuisement furtif me saisit, je suis rapidement envahie par le sentiment presque joyeux du devoir accompli, la tête encore remplie de sonorités variées où dominent les voix enfantines avec leurs pleurs et leurs rires.

Ainsi habitée d'une énergie renouvelée, je reprends mon escalier, en montant cette fois sans courir pour mieux profiter des instants si précieux de calme et laisser doucement venir les pensées qui progressivement ordonnent les réalités qui vont suivre. Une s'impose très vite : retourner voir Suzanne.

Lorsque j'arrive, elle est seule. Ses parents se sont absentés pour le déjeuner qu'ils prennent toujours en dehors de l'hôpital, sûrement pour fuir un peu une atmosphère trop oppressante. Elle somnole encombrée de machines qui l'entourent étroitement, chacune avec des missions bien définies visibles sur les écrans sur lesquels défilent des courbes, des chiffres ou encore des lettres. Toutes émettent des sons de tonalités plus ou moins stridentes mais invariablement répétitives, dans un concert agressif. Il faut juste faire un effort pour s'abstraire de cet environnement toujours hostile, le reléguer le plus loin possible pour ne plus en avoir conscience et ainsi retrouver un espace dans lequel la réflexion peut prendre le chemin qui lui convient. L'habitude aidant, tout cela se fait très vite et je regarde Suzanne. Elle ne bouge pas, ses yeux sont clos. Mais la souffrance a pris depuis longtemps possession de son visage. Elle est partout, agrippée à chacun de ses muscles, comme si elle voulait signifier sa toute-puissance. Je scrute sa peau parcelle après parcelle, cherchant à déceler un léger relâchement pour me donner juste l'illusion qu'un instant elle souffre moins.

Mais non, aucune pause. A l'évidence, tout est plus inquiétant. Les paramètres de surveillance qui s'affichent sur les écrans disent la gravité de la situation. J'essaie de me rassurer un peu en invoquant le bénéfice possible des traitements débutés il y a seulement quelques heures. Mais, je sais au fond de moi que, ce faisant, je cherche à contrôler ma propre angoisse en m'accordant un moment d'illusion. En descendant l'escalier, je laisse un message à Félicie pour qu'elle organise une réunion avec l'équipe dans la soirée.

Et la course continue. Il faut rapidement rejoindre l'université pour une réunion scientifique. Je suis tout autant investie dans la pratique médicale que dans la recherche, pleinement convaincue de la nécessité de les associer intimement. Toutes ces activités multiples et variées qui jalonnent mes journées, je les aime profondément. Elles font partie de mon histoire et de ma vie. Elles sont moi, tout autant que les autres mondes de mon quotidien. C'est ainsi que je n'utilise jamais le mot travail ni celui de vie professionnelle. Je n'ai qu'une vie, par essence personnelle, remplie de toutes mes actions qui cherchent à confondre réalités et rêves. Ou plutôt vie réelle et vie rêvée avec sa dimension de promesses. C'est ma ligne directrice et j'ai, de très longue date, ancré en moi cette formule transmise par une personne très proche : « Il faut vouloir ce qu'on ne peut éviter ». En référence au philosophe grec Epictète pour qui : « Être libre c'est vouloir que les choses arrivent, non comme il te plaît, mais comme elles arrivent ».

A mon arrivée, je suis vite happée par une autre ambiance. Nous sommes un groupe d'universitaires dont le rôle aujourd'hui est de sélectionner des candidats pour un programme de recherche hautement compétitif qui se déroulera sur plusieurs années. Un café nous accueille pendant lequel le président de séance nous précise le déroulement de l'après-midi qui sera longue. Chacun d'entre nous a auparavant étudié les candidatures dont il est le rapporteur et préparé une synthèse qu'il exposera lorsque son tour sera venu. La pièce est très vaste et plongée dans une demi-pénombre pour une bonne visibilité des projections. Les bruits des pas et des voix sont assourdis par l'épaisseur des tapis. Un par un, nous nous dispersons autour d'une très longue table sombre, sur laquelle des piles de dossiers sont entassées. Pour l'avoir moi-même vécu de nombreuses fois comme candidate, je sais combien l'atmosphère générale de ce type de réunion est pesante, tant les enjeux sont importants.

C'est avec un grand plaisir qu'habituellement je m'immerge dans ce monde bien différent de celui de l'hôpital, avec ses règles et ses exigences, et que je me laisse envahir par l'excitation de la science. Mais aujourd'hui, je ne ressens pas en moi l'enthousiasme qui me possède d'ordinaire si facilement et me permet de m'investir complètement dans les sujets de recherche qui sont présentés. Les exposés se succèdent mais j'ai beaucoup de mal à participer aux débats. J'essaie en vain de lutter, tant cette position ne me correspond pas. Mais, je suis définitivement ailleurs et ma préoccupation pour Suzanne ne me lâche pas.

Je repense à ses mots sur sa robe et sur le rouge. Que voulait-elle me dire ? Que je devais la laisser sortir pour la fête ? Lorsqu'elle venait en consultation avec un vêtement rouge, une sorte de luminosité bien particulière rehaussait son teint, atténuant les empreintes de fatigue de son visage. Je lui en faisais souvent la remarque en disant qu'elle semblait reposée. Utilisait-elle le rouge comme un code couleur entre nous deux pour signifier une pause dans l'emprise de la maladie ? Dans notre pratique clinique, nous savons bien que rien n'est définitivement écrit à l'avance et que des événements variés peuvent ralentir ou au contraire accélérer les évolutions médicales. C'est peut-être cela qu'elle me demandait : tenter de forcer le destin le temps d'un anniversaire chez elle, lui accorder ma confiance sur sa capacité à mobiliser des forces bienveillantes ? Oui, peut-être le devrais-je. De toute façon il ne s'agirait que de quelques heures de relâche, juste pour un moment de bonheur, comme pour toutes les autres petites filles de son âge.

Aidée par la pénombre de la pièce du conseil, je laisse Suzanne m'envahir. Suzanne que je connais depuis ses premiers mois de vie. Que de chemins parcourus avec elle et sa famille pour accompagner la maladie chronique dont elle porte en elle la signature. Il est généralement très difficile lorsque le diagnostic est posé d'anticiper l'évolution du processus pathologique. Mais, pour elle, j'ai rapidement compris que le parcours serait particulièrement sévère. Je ne l'ai bien évidemment jamais exprimé ainsi à la famille, pensant aux rares moments de trêve qui peuvent toujours survenir sans que nous puissions en comprendre les raisons. Ils sont essentiels pour renforcer la combattivité de chacun face à la maladie, et nous prenons appui sur eux pour ouvrir le plus possible les champs du possible et de l'espoir. Comme souvent, le doute me submerge. Ai-je fait tout ce qu'il fallait ? Ai-je préservé comme il convenait ma liberté médicale face aux sentiments forts et à la tendresse qui me lient à Suzanne depuis tant d'années ?

Mon regard ne quitte pas l'écran de mon téléphone sur lequel mes collaborateurs m'envoient les informations en temps réel de la situation. Les nouvelles ne sont définitivement pas bonnes. L'aggravation des paramètres de surveillance est manifeste. Je demande des précisions pour mieux apprécier l'état d'épuisement de Suzanne. Les retours sont alarmants et ne laissent plus de doute sur la décision que je vais devoir prendre. Confondue d'impuissance, je me laisse quelques instants submerger par ma propre souffrance. Ce matin, l'écrin céleste des tours de Notre-Dame, les roses, la douceur de la lumière, tout cela me portait avec un plaisir délicieux dans un élan d'enthousiasme vibrant. Envahie par un puissant sentiment de plénitude, j'arrivais à me projeter dans la journée qui débutait avec la conviction que réalités et rêves se mêleraient à nouveau dans la plus parfaite harmonie. Brutalement, je sens que je perds pied.

Vite, se recomposer, reprendre le fil de la vie. Retrouver la petite lumière intérieure qui permettra de redonner l'énergie nécessaire pour combattre encore et encore l'insupportable. Renouer avec la conviction que l'espoir est toujours là et qu'il suffit d'y croire. Et puis, le porter haut et fort pour le transmettre et le partager efficacement avec Suzanne et tous ceux qui l'entourent. Oui, c'est ce que je dois faire maintenant.

2. Avec Suzanne

Lorsque j'arrive, l'aggravation ne laisse aucun doute sur la nécessité d'une prise en charge en soins intensifs. Devant cette évidence discutée et partagée par tous les membres de l'équipe, l'organisation du transfert se met en place.

Suzanne est dans un état de demi-conscience avec parfois quelques sursauts de réveil. Elle ouvre alors les yeux pour les refermer très vite. Par les mouvements désordonnés de son corps, elle exprime une souffrance insoutenable. Elle murmure : « Laissez-moi tranquille ». Puis, ajoute : « Je veux retourner à la maison ».

Les parents anéantis assistent impuissants à sa révolte. Ils restent figés au bord du lit, trouvant difficilement des mots qui sont très faiblement audibles. On saisit : « Ma chérie, tu vas aller mieux. On est avec toi. On t'aime ».

Des fragments de phrase repoussés par l'enfant qui essaie de mobiliser son corps pour rejeter tout ce qui l'entoure.

J'interviens à mon tour, pour essayer d'accompagner sa souffrance en caressant les rares zones de sa peau qui ne sont pas encombrées de soins et de bandages.

L'attente de la structure mobile pour le transfert parait longue, les minutes semblant des heures. La tension est à ce point extrême que nous tous présents dans sa chambre n'osons nous regarder. Comme si, aucun de nous ne voulait prendre le risque de surprendre un visage et des yeux implorant un soutien impossible. Il est toujours impressionnant de réaliser à quel point nous sommes seuls, absolument seuls dans ces situations si terribles qui nous renvoient à notre propre survie. Survie ou plus exactement vie.

Les bruits des machines rythment l'oppression ambiante et ses nuances. Parfois, une monotonie sonore s'installe, et avec elle, une forme de torpeur. On en oublierait presque la gravité de la situation.

Lorsque celle-ci tout d'un coup reprend le dessus, des messages d'alerte fusent des divers appareils et, sans transition, envahissent l'espace faisant voler en éclat l'engourdissement des secondes précédentes. Ils indiquent avec brutalité que les limites acceptables de contrôle pour un maintien correct des principales fonctions de l'organisme sont dépassées. Les sons émis sont d'une violence et d'une férocité sans égale, réactivant sans prévenir la fébrilité ambiante qui devient rapidement maximale.

Je dois informer Suzanne. Il faut absolument que j'informe Suzanne que d'autres soins sont maintenant nécessaires. Je profite d'un moment où elle semble émerger un peu de son état de demi-conscience, et m'approche de son lit. Je repousse les mèches de cheveux collés par la sueur. Ils encombrent son visage, ne laissant entrevoir que quelques parcelles de ses yeux. En les écartant, son regard se laisse pénétrer par une nouvelle lumière qui la réveille.

D'une voix la plus douce possible, je commence par lui expliquer qu'il est nécessaire que nous l'aidions à mieux se détendre pour que les traitements ne soient pas trop éprouvants. Brusquement, une explosion de vie jaillit et anime tout son corps. Elle regarde autour d'elle, rétablissant rapidement un contact avec tout ce qui l'entoure. Une force étrange semble soudain la posséder, accompagnée par une forme de rage de vaincre les maux qui, il y a encore quelques minutes, la rendaient si fragile et vulnérable. Cela paraît presque invraisemblable. Et en même temps terriblement mobilisateur, rappelant avec une évidence bouleversante que tout reste du domaine du possible. Nous ne faisons qu'accompagner le présent dans une ignorance absolue de ce que seront les instants qui vont suivre.

Elle se redresse sur son lit. Ses yeux d'un vert si clair sont devenus presque noirs. D'une voix ferme et pleine d'assurance, elle me dit qu'elle ne veut pas dormir. Je comprends qu'elle m'impose de lui dire la vérité, car je ne lui ai parlé que de détente et non de sommeil. Elle me lance un regard presque dur et me répète : « Je te dis que je ne veux pas qu'on m'endorme ».

Que veut-elle dire ? Qu'elle souhaite rester active en pleine conscience ? Ou exprime-t-elle le rejet profond d'un état qu'elle ne contrôlerait plus et qui la rapprocherait malgré elle d'une issue qu'elle ne peut pas imaginer ? La fureur de son regard me saisit. Non, je ne veux pas m'engager dans un dialogue difficile. Je lui fais un petit signe de tête pour indiquer que j'ai entendu son message, mais je ne réponds pas. Que pourrais-je répondre ? Qu'elle doit nous faire confiance ? Mais, comment peut-on réellement faire comprendre cela à une petite fille qui doit se battre contre un ennemi impitoyable ? Gagner du temps. Régler un bouton de la machine qui se met à sonner à côté de moi. Vérifier les feuilles de prescription. Et puis réajuster les apports d'oxygène … Tous ces gestes sont nécessaires et elle le sait. Elle les connaît par cœur.

En me regardant, elle les suit les uns après les autres. Progressivement, ils l'accaparent et meublent son champ de vision duquel je parviens à m'extraire. Ce déplacement d'attention est essentiel. Il permet de ne pas rompre les liens de confiance qui se sont construits au fil des années que nous avons déjà partagées. Une substitution s'opère sans qu'elle n'en prenne vraiment conscience, et me redonne l'espace de liberté qu'il m'est essentiel de conserver pour agir comme il convient. Je suis un peu soulagée d'observer son corps se détendre, ses mains perdre leur crispation, sa tête se tourner vers la fenêtre et ses paupières lentement couvrir ses yeux. Les brusques sursauts de sa respiration s'espacent lentement.

L'arrivée rapide de l'équipe qui va assurer le transfert de Suzanne modifie en un instant l'atmosphère de la chambre. Les fragiles repères qui s'étaient établis depuis quelques jours entre les soignants et la famille volent en éclats. Les regards des uns et des autres changent brutalement et s'adaptent à la nouvelle situation. L'équipe médicale s'affaire dans la préparation des équipements nécessaires pour adapter les systèmes de surveillance mobiles, les supports ventilatoires, et le bon fonctionnement des multiples sondes et tubulures. Tout doit être parfaitement synchronisé et l'urgence des gestes investit complètement l'espace disponible. Un calme étrange imprègne l'atmosphère. Il est en effet essentiel pour Suzanne qu'elle ne soit pas exposée à un stress supplémentaire provoqué par des gestes brutaux ou des intonations de voix agressives. Nous savons tous cela et nous nous imposons une maitrise adaptée de nos agissements, respectant les priorités des actions qui doivent être menées. Un regard extérieur qui se poserait alors sur la chambre découvrirait une scène semblant parfaitement rodée, avec un jeu précis des acteurs entrainés dans une ronde rythmée et orchestrée par une coordination fluide.

Cette image n'est qu'une interprétation très éloignée de ce qui se passe réellement. Elle ne donne pas la mesure du malaise et de l'insoutenable tristesse que tous nous ressentons au fond de nous, mais qui en même temps alimentent une fureur partagée de ranimer tous les élans qui, ensemble, composent la magie de la vie.

Les parents restent retranchés près de la fenêtre. Ils suivent tout ce qui se passe, dans une impuissance qui m'étreint. Probablement, ils se disent que la moindre manifestation de leur part ne pourra être que gênante. Je les regarde et tente de trouver des mots apaisants, tant leur souffrance est palpable. À pas feutrés, je m'approche d'eux. Je ne peux esquisser un sourire. Je leur touche le bras, peut-être pour leur donner un message d'espoir. Je sens alors les doigts de la maman rechercher ma main et s'y agripper, faiblement tout d'abord puis avec plus de tension comme pour me lier à elle. Rester vigilante et libre, absolument. Ne pas se laisser envahir par une forme de compassion inutile. Je réponds à sa pression puis, doucement, romps ce contact en cherchant son regard pour lui faire comprendre que je ne l'oublie pas, que je ne les oublie pas.

Le ballet qui s'est installé pendant tout ce temps dans la chambre prend soudain un nouvel élan. Il y a les bruits qui se modifient, les portes qui s'ouvrent et se referment brutalement, et les roulettes des différents appareils qui se mettent en mouvement. Les voix se font plus fortes, pour organiser le transfert et mettre en ordre de marche l'équipe en charge d'accompagner Suzanne dans la nouvelle structure de soins qui l'attend. Ces instants sont toujours empreints d'une certaine panique, même si chacun connaît exactement son rôle.

Alors, tout au si brutalement qu'elle s'est imposée, l'effervescence disparait. Suzanne est partie. Ses parents également. Reste une chambre vidée, sans âme, presque glaçante. Ceux qui s'y trouvent se regardent, désemparés.

Le monde de Suzanne s'éloigne. Il vit désormais dans un autre espace. Ces transitions sont toujours étranges, et, quelques instants, déstabilisantes. La tension des dernières heures nous a tous plongés dans une forme de huis clos à l'intérieur duquel les exigences médicales et les émotions se sont entrechoquées. Nous nous sommes recroquevillés autour de Suzanne et de sa maladie, sans même nous en rendre compte. Notre monde ne tournait plus que dans cette chambre. Le retour forcé dans une autre réalité impose un nouvel ajustement de nos mouvements et de nos pensées. Et, ce n'est jamais facile. Mon impératif : déplacer mon attention et la focaliser sur un détail simple, celui qui dans l'instant s'offre à moi. J'ai progressivement pris conscience de l'importance du processus mental du déplacement. Il permet de lâcher prise dans des situations qui semblent incontrôlables. Il s'est progressivement imposé à moi comme une aide pour passer un cap difficile.

C'est ce que j'essaie de faire en m'éloignant du service. Lorsque je réalise que je suis à nouveau dans les escaliers, les marches deviennent des alliées toutes désignées. Je commence par les compter. Puis j'essaie de repérer les zones que les traces de pas ont épargnées en cette fin de journée. Bien sûr, ce sont les coins. Avec application, je les emprunte en descente, en tenant la rampe et en longeant le bord du mur. Le rythme est bien différent de celui imposé par la course qui m'entraine le plus souvent. Je prends enfin le temps. A travers la grande baie vitrée, je suis le jeu de la nuit qui entoure les arbustes et produit des ombres étonnantes. Mon regard capte soudain les chats. Les chats de l'hôpital qui trouvent dans l'environnement boisé une oasis pour se rassasier des petits rongeurs présents. Ils s'imposent soudain à moi et figent mon attention chargée d'une hostilité craintive. Les chats me gênent. Particulièrement ceux qu'on peut croiser dans la cour de l'hôpital tant ils sont gros, presque conquérants, lents dans leurs mouvements, et ondulant comme pour mieux nous narguer.

Une transition frissonnante pour accompagner le retour à la maison. Il fait si doux ce soir. La nuit toute étoilée encercle Notre-Dame. Quelques bateaux sur la Seine la parent pendant de brefs instants d'éclats de lumière, révélant les décors qui ornent ses parois. Et puis, ils s'effacent, mais le ciel ne la laisse jamais dans l'obscurité. Etrangement, par les jeux subtils des rayonnements de l'eau et des étoiles qui se projettent sur ces pierres séculaires, Notre-Dame impose toujours incroyablement sa beauté et sa majesté dans une harmonie de couleur modelée par le jour et la nuit.

Je la regarde. Je m'imprègne d'elle. Elle était là avant moi et le sera après. Elle vient de survivre à cet incendie inimaginable dont j'occulte sans effort les terribles empreintes avec la perte de la flèche, les échafaudages et les grues. Sa charge d'immortalité est pour moi une évidence, encore confirmée par son triomphe sur le feu, et qui l'auréole d'une dimension surnaturelle. Souvent, en rentrant, je lui parle, et les paroles qui me viennent et qui racontent ma journée me permettent de réfléchir à des moments particuliers qui se sont passés. Il me semble qu'elle me guide dans mes pensées. En tous cas, sa présence tous les jours renouvelée, est un soutien et une source inépuisable de partage. Plus les années passent, et plus j'ai besoin d'elle. Plus je la regarde, et plus le sentiment d'éternité qu'elle fait grandir en moi me submerge. Dans cette nuit d'une douceur parfaite, je me sens portée par un élan divin.

Ce soir, c'est bien sûr Suzanne qui est le cœur de nos échanges. La nuit et cet infini qui m'entourent autorisent toutes les interrogations, toutes les tristesses mais aussi tous les espoirs. Oui, c'est cela : Notre-Dame me dit que rien n'est jamais terminé. Qu'il y aura un demain, qui se lèvera avec des possibles insoupçonnés. Déjà, j'échafaude des projets de soins avec de nouveaux scénarios d'amélioration. Je réfléchis aux mots que je dirai à Suzanne et à sa famille pour accompagner encore plus efficacement la bataille contre la maladie. J'en sélectionne plusieurs qui me semblent porter des messages d'espérance. Des messages dictés par l'empreinte de Notre-Dame toute proche, qui mêlent réalité, sécurité et infini. Dans cet espace sans limites, tous les possibles s'enchevêtrent. Je vais de l'un à l'autre sans chercher à soupeser leur chance de s'imposer. Je veux rester hors du temps, pour être plus libre de me fondre dans l'immensité qui m'entoure. La soirée est lumineuse, il n'y a pas de place pour l'angoisse ou la tristesse.

Je peux rêver le futur comme bon me semble. De toute façon, demain est un autre jour, qui appartient encore à l'imaginaire. Et cette vérité est pour moi une source d'apaisement essentielle pour tout simplement continuer mon chemin.

Demain est maintenant une réalité. Les nouvelles de Suzanne ne sont pas bonnes. L'escalade thérapeutique qu'avec toute l'équipe nous avons décidée est peu efficace. Ensemble ; nous cherchons des solutions, encore et encore. Mais le lien avec la vie devient de plus en plus insaisissable et dépasse notre raisonnement. Chaque instant est une bataille avec des moments où tout semble perdu et d'autres qui laissent place aux espoirs les plus fous. Sans cesse, je m'interroge : comment ces situations si opposées peuvent-elles se succéder dans un temps si court ? La réponse est toujours la même : l'enfant lui-même dans tout ce qui fait son essence. Ses capacités de mener les combats les plus extrêmes sont vertigineuses. Et cela est pour moi une source d'émerveillement sans limites.

Je regarde Suzanne. Que comprend-elle de ce qu'elle vit en ce moment ? Quelle part d'elle-même est engagée dans cette lutte ? Comment l'encourager, et est-ce finalement nécessaire ? Ces questions m'ont, au fil des années, confortée dans le sentiment que l'énergie vitale des enfants dépasse ce que nous, les adultes, pouvons estimer. Cette capacité à gagner les batailles de la maladie leur est propre. Il ne sert à rien d'en chercher les mécanismes. Il faut juste y croire, toujours et encore. Dans les pires des situations, des élans de vie peuvent surgir, jaillis d'un mystère, et fournir l'étincelle qui va permettre de réactiver et d'accompagner les processus si complexes de défense. Ma certitude avec le temps : tout reste en permanence possible. Notre mobilisation ne doit jamais faiblir. Et c'est vraiment cela, la joie absolue de cette médecine de l'enfant que pour rien au monde je n'abandonnerai.

La journée et son lot de tâches du quotidien à investir reprennent leurs droits, avec leur séquence sans cesse renouvelée de réunions, consultations, visites des patients, rapports de tous genres, plaintes et réclamations variées à gérer dans les délais les plus rapides, sollicitations médicales et scientifiques, séminaires à organiser, conférences à donner, enseignements des étudiants. Et bien sûr les exigences administratives avec les innombrables dossiers à renseigner quotidiennement, à valider sans que nous n'en comprenions réellement la portée. On est en permanence confronté à leur lourdeur et leur complexité, avec l'obligation d'accepter leur contrainte. Pas de choix, car tous ces fichiers et tableaux sont finalement traduits en bilans financiers. Les budgets ! Un vrai cauchemar ! On nous les annonce toujours à la baisse. Le déficit financier est toujours présent, vécu comme une menace permanente sur toutes les activités. En prendre conscience est une chose nécessaire, mais nous savons que nous devons aussi nous préserver pour ne pas altérer notre mission première de soigner le mieux possible.

Le tourbillon de la vie à l'hôpital avec toute sa palette des possibles. Rien ne se passe jamais comme prévu et comme nous l'avions imaginé et, du mieux possible, anticipé. Justement, alors que je m'apprêtais à rejoindre l'équipe médicale, Félicie me fait un signe pour prendre le téléphone. L'appel vient d'un collègue allemand qui est à Paris avec plusieurs autres médecins. Ils se proposent de passer pour discuter un projet européen. Bien sûr, ils auraient dû prévenir à l'avance. Ils sont désolés mais leur agenda s'est modifié et ils ont un peu de temps. Dans le domaine de notre expertise médicale, les liens avec les équipes des autres pays sont plus que nécessaires et ils doivent être tissés dans une véritable dynamique de collaboration. Alors, pas de problèmes pour trouver un petit créneau dans la journée pour les rencontrer. Et Félicie, comme d'habitude, va nous organiser tout cela dans un temps record.

Changement de programme. Il faut donc sans attendre débuter la visite des patients hospitalisés dans le service. C'est un exercice toujours très riche et animé, avec les équipes médicales et soignantes qui, chacune dans leur fonction, rapportent leurs observations. S'ensuivent les discussions et les décisions de prise en charge pour la journée. L'enfant et sa famille sont aussi associés aux échanges, et nous prenons le temps nécessaire pour expliquer et donner les éléments de compréhension adaptés.

La maladie et son cortège de manifestations sont la porte d'entrée des relations qui vont ensuite nécessairement se tisser. Tout commence par une sorte d'énigme à résoudre. Quelques symptômes en introduction. Puis, une enquête avec un questionnaire dont la qualité et la pertinence sont des clés importantes de la solution. Il y a ensuite les données fournies par les différents examens réalisés. Tout cela est enfin brassé, analysé, discuté, et évalué. Des hypothèses de diagnostic sont avancées, soupesées, évaluées. L'une est retenue, avec plus ou moins de certitude suivant les situations, et une stratégie de soins est alors définie et partagée avec toute l'équipe. Tout ce cheminement s'inscrit dans l'exigence d'une rigueur scientifique et médicale qui sans relâche nous interpelle.

Le rôle de l'équipe est fondamental. Comme dans un puzzle, chacun de ses membres est investi d'une position essentielle, et sa contribution dans la prise en charge des patients est unique. On en prend très vite conscience lorsqu'on intègre l'univers de l'hôpital. Si nos actions étaient menées isolément, elles seraient éminemment inadaptées. Dans l'aventure médicale que je retrace, les liens qui se tissent entre nous tous sont essentiels. Une cohésion nécessaire se forge progressivement, en s'appuyant sur l'écoute, le soutien, et le réconfort pour mieux affronter les multiples épreuves que nous rencontrons. Ce faisant, une famille se construit. Je suis infiniment reconnaissante à toutes celles et ceux qui, à mes côtés, vivent ce quotidien avec tant d'humanité. Mes collaboratrices et collaborateurs si proches, unis par une relation d'estime profonde sans cesse renouvelée. Et bien entendu les nombreux personnels soignants, les étudiants et les équipes universitaires qui œuvrent avec nous. Toutes et tous sont des acteurs importants des moments de vie partagés et se reconnaîtront dans ces pages.

3. La consultation avec Léonard et Helen

Comme tous les mercredis, je me dirige vers le secteur de consultation du service. En arrivant, je vois que Léonard est sur la liste des patients programmés, je souris. Le ton est donné : la matinée va être agréable. Une douceur joyeuse m'envahit.

Léonard est un jeune garçon de 14 ans plein de vie. Le diagnostic de maladie génétique a été porté dès ses premiers mois. Aucun élément dans la famille ne permettait de suspecter une telle fatalité. Sa situation médicale a été très difficile et précaire durant les premières années et a nécessité de très longs séjours à l'hôpital. Petit à petit, son état clinique s'est en quelque sorte stabilisé. Il reste néanmoins très fragile et a besoin d'une surveillance et une vigilance rapprochées, avec des visites de contrôles très régulières

Lorsque son tour est venu et qu'il entre, une boule d'énergie envahit l'espace de la pièce. Toujours souriant, il m'embrasse. Puis, un flot de paroles jaillit rapidement. Sa voix est forte, avec un débit très rythmé et puissant. Il me demande comment je vais avec un grand sourire. Puis rapidement il s'assoit à sa place habituelle et, sans plus attendre, commence son histoire du jour. Toujours renouvelée et imprévisible. La dernière fois, c'était le foot. Il s'était soudain découvert une passion pour ce jeu, quelques semaines auparavant. Me récitant les meilleurs joueurs, leurs exploits, ses impressions, ses préférences. Son excitation était vibrante. Je me souviens qu'il avait en riant de plaisir ouvert son sac, saisit un ballon, s'était levé et avait commencé à le pousser dans toutes les directions, le faisant rebondir sur les plinthes des murs. Son énergie était entrainante, et pour un peu, on se serait laissé prendre à son jeu. Le calmer n'avait pas été aisé. Une petite négociation s'était imposée pour lui rappeler les exigences d'une consultation médicale.

Léonard arrive à faire oublier sa maladie. Pourtant celle-ci est bien réelle. Mais, avec le temps, il a su établir une forme de cohabitation avec elle. Elle existe mais elle ne doit pas prendre le dessus. Lorsque je pose des questions sur ses symptômes, il cherche toujours à les relativiser et à les reléguer loin de lui. Lorsque j'insiste pour obtenir plus de précisions, il explique qu'il n'y a rien de nouveau, que je ne dois pas m'inquiéter. Très vite, il reprend ses projets, ses copains, ses rêves. Je suis toujours aussi interpellée par sa capacité à investir si pleinement un monde dans lequel il y a si peu de place pour la maladie. Son appétit de vivre est impressionnant. Son élan de vie qu'il manifeste de mille façons lui donne une force et une énergie qui portent cette évidence : il est fondamental de vivre.

Il faut toujours du temps avec Léonard pour assurer le rôle de soignant. Bien sûr, sa famille m'aide pour obtenir des informations plus précises sur son état de santé et la prise des traitements. Là, il faut ruser pour approcher la vérité. Ce qui implique de multiplier les questions indirectes et de recouper les réponses.

Je débute : « As-tu bien pris tes médicaments ? ». « Mais oui ! » m'assure-t-il.
Je tente une demande de précision : « Lesquels as-tu pris ? ».
Sa réponse : « Ceux que tu m'as donnés. »
J'insiste : « C'est-à-dire ? ». Avec un sourire, il élude : « C'est écrit sur ton écran ».
Au hasard, j'invente une liste. « C'est bien cela » dit-il.
Je le regarde. Il sait qu'il s'est fait prendre à mentir, et il poursuit : « De toute façon, je vais très bien. Tu devrais être

contente. A quoi cela sert-il de m'inonder de drogues, puisque je n'en ai pas besoin ».

Mêmes échanges à toutes les consultations. Sa famille essaie de le raisonner, de dire que c'est nécessaire. Rien n'y fait. Il part dans son monologue habituel de médicaments inutiles pour une maladie qu'il ne ressent pas. Je l'écoute sans l'interrompre, tout en le regardant. Peu à peu, son flot de paroles se tarit et il fait une pause. Il esquisse alors un sourire de vainqueur et me lance : « De toute façon, il n'y en a qu'un qui soit peut-être efficace et il est facile à prendre. Donc ne t'inquiète pas, celui-là je le prends ».

Nous voilà repartis dans une série de négociations. Bon an, mal an, nous arrivons à établir un programme de soins pour les quelques semaines à venir. C'est un exercice parfois périlleux. Sa maladie génétique peut se décompenser si rapidement. Je le sais d'expérience et ne suis jamais rassurée par sa façon de la mettre de côté. A cela, il faut ajouter son indiscipline à prendre ses médicaments. C'est la raison pour laquelle je dois imposer des consultations très rapprochées pour agir au plus vite si cela est nécessaire.

La séquence qui suit est celle du rituel de l'au revoir. Adolescent, mais encore très enfant. Il a besoin d'une manifestation de tendresse. Il se lève et vient vers moi de l'autre côté de la table. Il glisse ses bras autour de mon cou et embrasse lentement chacune de mes joues. Je souris en disant que j'ai été très contente de le voir. Il se redresse alors et, dans tout l'éclat de son sourire charmant et charmeur, il me redit qu'il m'aime beaucoup et qu'il sait que je suis là pour lui. Qu'il ne risque donc rien.

Lorsque la porte se referme sur lui et sa famille, je prends quelques instants pour savourer ces moments si plaisants, où se mêlent confiance, respect, douceur. Mais je ne suis pas dupe. Après chaque consultation, je me pose les mêmes questions sur la valeur à accorder à ses paroles. Cherche-t-il à m'égarer pour limiter le contrôle médical que je maintiens fermement ? Quelle vérité exprime-t-il sur son ressenti et son vécu de la maladie, et comment la prendre en compte ? Devrais-je modifier la pression médicale que je lui impose ? Il m'a dit une fois « tu es médecin mais tu n'es pas moi ; tu ne sais pas ma maladie ». Absolument vrai. Je m'interroge souvent sur ce qui se passe réellement dans le secret de l'enfant. Les questions que nous posons sont-elles adaptées ? Nous permettent-elles de mesurer le réel retentissement de la maladie ?

Léonard est heureux. C'est en tous cas ce qu'il exprime de mille façons et qui pourrait étonner. Il a une maladie difficile, et pourtant il n'est pas dans la plainte. Il semble accepter tout simplement les difficultés qu'elle provoque. Comme si une énergie bienfaisante l'habitait et lui conférait une forme de sagesse. Il a une capacité étonnante à saisir la vie et à en prendre les bonheurs éphémères. Il sait se réjouir du temps présent et de ce qu'il peut lui offrir. Il n'est pas dans l'ignorance des problèmes qui peuvent survenir, mais ils n'ont pas prise sur la force vitale qui l'habite et qui ne cesse de m'impressionner.

Le temps de la consultation est compté. D'autres activités vont s'enchainer ensuite. La prochaine patiente sur ma liste est Helen. Helen est belle, très belle. Regarder Helen, c'est imaginer un autre monde. Celui du rêve et de la douceur. Mais Helen n'est pas douce. Elle porte en elle une souffrance qu'elle ne peut contrôler et qui la rend méfiante, distante, fermée, volontiers agressive si on cherche à la comprendre.

Ce matin, Helen est assise sur une chaise dans la salle d'attente avec ses parents. Son maintien est rigide, presque figé. Elle regarde le sol. Ses yeux sont comme vissés sur le carrelage. Clairement, elle ne souhaite pas être là. Je l'appelle doucement. Avec lenteur, elle se lève puis m'accompagne sans un mot dans le bureau de consultation. Lorsque les patients sont devenus adolescents, ce qui est le cas pour elle, je leur réserve toujours un temps d'échange sans la famille. Les premières fois, les entretiens sont limités. Avec le temps, un lien nouveau s'établit qui leur permet de parler de leur vie, de leur quotidien, de leurs projets. Je peux ainsi, petit à petit, orienter les discussions pour mieux apprécier la relation qu'ils construisent avec la maladie, avec leur maladie. Car c'est bien de cela dont il s'agit. Comment vivent-ils cette partie d'eux-mêmes qui se rappelle sans cesse à la réalité du moment ? Il y a bien sûr les difficultés physiques et parfois les souffrances qui peuvent être importantes. Et puis, les multiples traitements de tous les jours. Mais aussi, et surtout, le regard des autres, de ceux qui connaissent la situation, la famille proche et les amis.

Helen s'assoit. Ses longs cheveux blonds ondulés encadrent un visage d'un ovale parfait, avec un front merveilleusement dessiné. Ses traits sont fins, harmonieux. Ses yeux d'un bleu léger sont ombragés par des cils très foncés, dont les courbes prolongent délicatement les paupières. Difficile de ne pas être fascinée par une telle beauté. Je la regarde toujours avec ravissement. Oui, elle est ravissante. Mais, elle n'en joue pas. En est-elle consciente ? Je dirais oui, me remémorant les nombreuses consultations des années passées. Lorsqu'elle était petite, elle se précipitait vers moi, m'embrassait, puis s'écartait pour mieux se faire admirer. « Comment trouves-tu ma robe aujourd'hui ? Aimes-tu mes cheveux nattés ? Papa dit qu'il préfère lorsqu'ils sont libres ». Un flot de paroles, un visage souriant, une confiance dans le plaisir du quotidien. Une petite fille bien dans sa vie et qui aime qu'on lui dise qu'elle est irrésistible.

Pendant longtemps, les consultations avec Helen ont été un vrai plaisir. Une enfant si facile, si jolie, si souriante. Une forme particulièrement légère de pathologie. Une famille soudée, aimante, toujours habitée de mille projets de voyage. Une scolarité sans problèmes et un environnement culturel riche. Une vie en un mot des plus agréables, portée par l'assurance tranquille d'un avenir joyeux.

J'ai suivi la lente dégradation de cette belle assurance. Au départ, quelques discrets signes d'agacement lorsque ses parents manifestaient de façon un peu trop prononcée leur admiration. Les compliments qu'ils formulaient concernaient aussi bien ses qualités, ses performances scolaires et sportives, que son acceptation de la maladie. Elle suit parfaitement tous ses traitements, disaient-ils en cœur. Elle a bien compris que c'était important pour sa santé : c'est pour cela qu'elle va si bien, ajoutaient-ils. Propos de bon sens. Rien à redire. J'ai interprété ses petites marques d'humeur comme une forme d'expression d'une modestie qui commençait à l'habiter.

Je ne saurais situer le moment où la situation de Helen a commencé à m'inquiéter. Cela s'est fait progressivement et s'est habilement combiné aux changements accompagnant l'adolescence. Les petits agacements sont devenus des irritations, et parfois de véritables énervements accompagnés de quelques éclats de voix. Les motifs étaient toujours liés à des déclarations trop admiratives des parents. Peut-être supportait-elle de plus en plus difficilement l'image d'icone qu'elles véhiculaient.

Dans ce climat, les consultations sont devenues plus complexes à gérer. Les parents ne comprennent pas les marques d'humeur de Helen. Dans le combat livré contre la maladie, ils semblent vouloir mettre en lumière toutes les armes disponibles, pour bien montrer à l'ennemi qu'il ne pourrait gagner. Ils doivent sans doute penser que Helen, ainsi assurée que la victoire est à la clé, sera encore plus combattive et dominerait sans difficulté la situation.

Mon rôle de soignant me permet de donner un cadre structuré aux échanges durant les consultations. Aucune surprise dans leur séquence qui est bien rodée. Les informations requises pour évaluer l'état clinique sont renseignées méthodiquement et précisément dans l'outil informatique. La famille connaît la liste des questions qui sont reprises à chaque visite. Cela est important pour contenir leur angoisse, qui le plus souvent ne demande qu'à exploser. Je le lis dans leur regard, dans leur façon de parler, souvent aussi dans la position de leur corps sur les chaises en face de mon bureau. Il y a également l'attitude de Helen. Nous venons d'avoir un petit moment ensemble avant l'entrée de ses parents. Elle sait que je préserve nos discussions. Mais, sait-on jamais ? Nous avons nos codes : je lui souris pour la rassurer.

La consultation s'achève, le traitement et le programme du suivi sont établis, les documents validés et signés. Je me lève, lentement suivie par les parents, puis finalement par Helen. Je sens qu'elle a besoin encore de me parler. Seule. J'ai un bref moment d'hésitation. Mais, il faut être vigilant. Ne pas fragiliser une situation familiale déjà bien tendue. Je vérifie l'agenda. Je dois la revoir dans quelques semaines. Je programmerai alors une réunion rien qu'avec elle en prévenant au préalable les parents par téléphone. Elle fait quelques pas, puis se retourne et vient m'embrasser. Merci, me souffle-t-elle. Je la regarde s'éloigner. J'ai mal pour elle. Une forme de tristesse mêlée d'impuissance me gagne.

Le patient et sa famille dans le contexte d'une maladie chronique fonctionnent dans une cohabitation nécessaire mais complexe. Toutes les formes d'interaction sont observées. Pendant la petite enfance, les parents sont les ordonnateurs de la vie au quotidien dans tous ses aspects. En grandissant, l'enfant essaie de se dérober aux exigences de sa prise en charge. Il ne peut vraiment agir sur les séquences des venues à l'hôpital et celles des examens programmés dans les différents laboratoires et centres d'imagerie. Par contre, il prend petit à petit la maitrise de son traitement. Comme pour beaucoup, les pathologies souvent génétiques que nous prenons en charge dans la durée imposent la prise de très nombreux médicaments qui sont répartis tout au long de la journée et de la soirée. C'est à ce niveau que le patient essaie de jouer, de s'arranger avec les prescriptions. Il avale ou non les différents traitements, et le contrôle en est très difficile. Parfois, il modifie la prise pour attirer l'attention, se plaignant de nouveaux symptômes en nous jurant qu'il a pris tout ce qu'on lui demandait d'ingurgiter. On l'entoure alors d'une attention accrue ; on refait des examens ; on essaie de formuler de nouvelles explications médicales. Il observe notre agitation pour l'aider au mieux, et cela doit d'une certaine façon lui apporter un réconfort dont le besoin a pu nous échapper.

Helen n'a jamais été dans ce registre. Pour une bonne raison, qui tient à son état clinique qui est d'une remarquable stabilité. Elle avance ainsi dans une sorte de brouillard dominé par l'incohérence de sa situation. Elle a une maladie génétique. Mais elle ne ressent rien. « Pourquoi me demande-t-elle souvent ». Je recommence sans fin mes explications simplifiées au maximum sur notre corps avec ses gènes et notre environnement qui peut modifier beaucoup de choses. De plus en plus souvent maintenant, elle questionne les influences extérieures et les brutales modifications environnementales qui peuvent survenir. « Alors, avance-t-elle, je risque un jour d'être très malade parce que je ne l'ai pas été pendant des années. Et mon corps n'a donc pas été habitué à se battre. Mes parents n'auraient pas dû me protéger comme ils l'ont fait depuis que je suis petite, ils n'ont rien compris ». Je lui explique qu'on ne peut anticiper tous les changements autour de nous. « Oui, reconnaît-elle. Mais il faut s'y préparer ».

4. Les annonces difficiles

Un des domaines d'expertise du service est celui des maladies rares. Ces pathologies sont devenues très emblématiques des maladies pédiatriques sévères, avec la multitude d'informations diffusées et d'événements soutenus par les associations de patients, les diverses organisations dédiées qui se développent à l'échelon national et international, les réseaux sociaux, et les médias pour tous les types de publics. C'est bien sûr une excellente dynamique qui nous permet de faire passer plus facilement nos messages médicaux pour les patients que nous prenons en charge et leurs familles. Mais ce foisonnement de diffusion de connaissances et d'expression d'intérêts impose également une grande vigilance pour garantir les meilleurs soins.

Lorsqu'on évoque pour un enfant qui nous est adressé le diagnostic de maladie génétique, la famille entend bien souvent : mort assurée dans un délai rapide. Le mot génétique nourrit toutes les angoisses et tous les fantasmes de catastrophe absolue. Il est le ver qui détruit le fruit. Même sans être associé au terme de mutation, il est l'épée de Damoclès. Plus encore, prononcer ce mot c'est, en un éclair, briser le lien qui maintenait l'épée suspendue au-dessus de la tête. L'épée est maintenant enclavée dans le corps qui, d'un instant à l'autre, va rendre l'âme.

Avec l'expérience et le temps, nous apprenons la prudence qui doit accompagner l'annonce du diagnostic. Il est vrai que l'enseignement dispensé pendant les études médicales est tellement intense qu'il laisse peu de temps pour une réflexion plus nourrie sur les questions éthiques et philosophiques.

Chacun doit néanmoins faire ce travail. Et, ce sont les situations médicales des patients que nous prenons en charge qui, l'une après l'autre, nous forment et orientent nos paroles.

C'est toujours un terrible moment pour nous les soignants. Très souvent, lorsqu'un patient nous est adressé, nous ne connaissons rien de la famille, de son histoire, de ses conditions de vie, et de son environnement. Avant l'entretien qui a été inscrit sur l'agenda de consultation, nous ne disposons que de l'âge de l'enfant et des résultats des tests biologiques réalisés orientant vers une maladie rare. La nuit qui précède, comme pour beaucoup de mes collègues, le sommeil est difficile et fragmenté. Une angoisse sourde s'insinue. On aimerait tellement avoir plus d'information sur les personnes que nous allons rencontrer pour assurer un échange plus juste et plus adapté.

Le moment approche de recevoir la famille, je respire profondément à plusieurs reprises. Je sais que je vais créer un choc sans retour et je sens en moi les prémices de la souffrance à venir. Comme si j'étais l'unique cause de tout ce qui allait se passer. Je me dis que je m'apprête à donner une forme de mort. Il me semble parfois que je n'arrive plus à penser sereinement et efficacement, tant la réalité qui m'étreint est difficilement soutenable.

J'ai lu et relu le dossier du bébé qui m'a été adressé. J'ai cherché des éléments qui pourraient m'aider à délivrer un message le moins traumatisant possible. Il y a bien sûr les gènes et leurs variations. Mais également tous les facteurs qui peuvent moduler leur expression. Seuls quelques-uns sont documentés. Si bien qu'au stade actuel des connaissances de la biologie, on ne peut prédire la forme de maladie que peut induire une altération génétique. Il ne faut surtout pas s'aventurer sur le terrain du devenir et du pronostic. J'ai vu des enfants porteurs de mutations dites sévères vivre pendant des années sans problèmes particuliers et atteindre l'âge adulte en oubliant presque leurs gènes. Et puis, il y a ceux qui, avec les mêmes mutations, sont d'emblée fragilisés et vont devoir affronter le terrible cheminement de la maladie et de son cortège de complications. Et pour ceux-là, les solutions thérapeutiques manquent encore. La même prudence s'applique aux variations génétiques qui sur un plan strictement moléculaire ne semblent pas délétères pour l'équilibre cellulaire. Là encore, des facteurs modificateurs peuvent intervenir, qui vont entraver le fonctionnement du gène. Ces données scientifiques sont essentielles à prendre en compte. Elles obligent à la plus grande prudence lors de l'annonce du diagnostic.

J'ouvre la porte du bureau et vais à la rencontre des parents. Je cherche d'emblée leur regard. Il se passe tellement de choses pendant ce premier contact. Des visages inquiets, avec parfois des yeux rougis indiquant que les larmes ne sont pas loin. Des mains qui parfois s'accrochent aux miennes, me faisant déjà ressentir le poids de leur souffrance. Des mots de présentation souvent étouffés. Un bonjour que les lèvres formulent à peine. Une sorte de flou, de léger brouillard semblent envahir l'espace comme pour rendre moins réelle la situation. Il faut rapidement placer chaque personne dans son rôle. Et pour cela, aller vers le bébé, élément fondateur de la relation qui est en train de se tisser. Les parents s'effacent légèrement, hésitant sur la façon de présenter l'enfant. Un prénom ? Ou simplement une information plus anonyme : il ou elle dort, ou pleure. Comme si tout ce qu'ils pourraient dire à ce stade risque d'influencer ma perception de la situation et peut-être mon jugement.

Je regarde le bébé et souris. Une petite fille toute minuscule. Je me concentre sur son visage endormi. Je le scrute à la recherche d'éléments qui pourraient exprimer une forme de souffrance ou tout au moins d'inconfort. Le plus souvent, rien n'indique un quelconque souci. Au bout de quelques instants, probablement parce qu'elle doit percevoir une présence inconnue, son petit corps s'agite et ses paupières se froncent. Les yeux s'entrouvrent et des cris se font entendre faiblement tout d'abord, puis plus bruyamment. L'enfant tout d'un coup devient le centre de toutes les attentions. Les parents reportent leur regard sur elle, desserrant ainsi l'étau qu'ils avaient commencé à construire autour de moi pour ne rien perdre des paroles que je pourrais prononcer.

Oui, je sais, ils attendent désespérément que je les rassure. Le fait de les avoir convoqués dans un service hospitalier qu'ils ne connaissent pas est porteur d'angoisse. Malheureusement, il n'y a pas d'autres moyens pour transmettre les résultats des examens biologiques effectués à la naissance chez tous les bébés. Les explications avaient été données à la maternité il y a quelques semaines. Mais, depuis, il y a eu les moments très forts de l'arrivée d'un nouveau-né dans une famille, les changements et bouleversements de vie qui s'imposent sans transition. Si bien que plus personne ne pense aux tests. Seuls les laboratoires d'analyse en gardent la mémoire. Ce sont eux qui donnent l'alerte si les résultats des prélèvements sanguins, effectués systématiquement avant la sortie de la maternité, orientent vers les maladies génétiques recherchées. Les services médicaux experts alors prévenus ont la désagréable mission de contacter la famille et de convenir d'un rendez-vous dans les meilleurs délais.

Ce sont parmi les moments les plus difficiles de notre pratique. Le contexte est vraiment particulier. Il nous appartient de joindre directement une famille pour lui expliquer qu'il est nécessaire que leur bébé soit vu rapidement dans un milieu spécialisé. Je me souviens ainsi d'un chauffeur routier que j'ai appelé alors qu'il était dans son camion quelque part à l'étranger. Sa voix était forte et joviale. Pleine d'énergie positive, me suis-je fait la remarque. Je l'entends encore me dire que la connexion n'est pas parfaite car il conduit. J'ai un moment d'hésitation. Dois-je poursuivre ? Comment dire en peu de mots l'essentiel ? Mais l'essentiel de quoi ? Je suis un peu perdue. Cependant, je dois absolument donner l'information. Ma voix n'est pas très assurée, mais je me dis que dans la cabine de son camion le parasitage d'autres bruits atténuera un peu le poids de mes paroles. Je me lance en indiquant qui je suis et la raison de mon appel. Je sens qu'il ne saisit pas. Je parle alors pêle-mêle de consultation, de bébé, de génétique. Manifestement, il ne comprend rien. Il n'est pas dans un cadre qui lui permet d'intégrer ce que j'essaie d'expliquer. Je modifie mon discours. Je lui dis que j'ai eu ses coordonnées par la maternité de naissance de son petit garçon pour des informations complémentaires. Je précise qu'il n'y a pas d'urgence et qu'il me rappelle quand il peut parler tranquillement. Je termine avec quelques paroles que j'espère légères.

J'ai à peine raccroché que des appels insistants se manifestent. La mère du bébé, puis les grands-parents, sœurs, tantes, cousines … Je conviens alors avec les parents d'un rendez-vous pour le lendemain matin en précisant l'adresse de l'hôpital et du service. Je sais qu'ils vont, comme toutes les autres familles, se renseigner sur ma qualification et mon domaine d'activité, reprendre les informations données à la maternité, peut-être déduire le diagnostic, en lire dans tous les sens les descriptions sur internet.

La situation de la famille que je reçois aujourd'hui est un peu différente. Les parents ont été informés par l'équipe pédiatrique de la maternité. Elle leur a expliqué qu'il fallait compléter les tests déjà réalisés et a pris le rendez-vous à ma consultation. Certes, il n'y a pas la brutalité de l'épisode du camion, mais le même effroi s'est emparé des parents. J'ai pleinement conscience que les minutes qui vont suivre vont marquer à jamais l'histoire de la famille. Dans ce contexte hautement sensible et difficile, je ne suis pas seule à intervenir. Avec l'équipe soignante, infirmières, et psychologues, nous avons mis en place une cellule de coordination qui encadre et accompagne l'annonce du diagnostic.

Nous savons que les mots prononcés par les uns et les autres vont être différemment interprétés et vécus par les parents, et la complémentarité que nous présentons dès le départ est certainement essentielle pour eux. Bien sûr, nous avons chacun nos paroles professionnelles. Mais au-delà, nous avons notre propre regard sur la maladie et son fardeau, et à l'appui de nos expériences, une approche très intime de ce qu'elle représente et des bouleversements qu'elle va induire. Avec la famille, nous allons apprendre à nous connaître et à avancer ensemble. En fonction des événements qui vont se succéder, les membres de l'équipe seront diversement sollicités. Régulièrement, une synthèse des différentes interventions est réalisée et discutée avec tous les intervenants pour adapter au mieux la prise en charge.

Certes, nous avons construit le cadre de l'entretien, mais l'anxiété nous envahit avant même le début des échanges. Beaucoup de choses vont se passer qui vont conditionner fortement la vie du bébé et de sa famille. Le plus important à ce stade initial est d'essayer de rapidement cerner l'attente des parents, leur inquiétude, leur capacité à entendre le message médical, leur possible compréhension des aménagements qui seront nécessaires au quotidien, les conséquences qu'ils pourront accepter de la maladie pour l'enfant mais aussi pour la famille et l'entourage. Lorsque je pense à tout cela, j'ai pleinement conscience que le choc qui va être produit par mes mots est vertigineux et effroyable. Un sentiment de vide absolu me saisit. L'espace de quelques instants, je cherche à nier la réalité qui va s'imposer. Un mauvais rêve. Oui, c'est sûrement cela. Et comme pour m'en persuader, je fixe avec obstination le visage du bébé. Il est comme celui de tous les nourrissons. Cela est habituel, mais j'en ressens un grand trouble. Peut-être y a-t-il eu une erreur de laboratoire ? Le prélèvement à la naissance était-il bien étiqueté avec le bon nom ? Je suis capable dans ces instants de faire défiler mentalement des listes de causes improbables d'erreur d'identité. Je dois alors faire un terrible effort pour me remémorer l'ensemble des éléments qui ont mené au diagnostic.

Je me lance, regardant à tour de rôle les parents. Ils ont levé vers moi leurs visages blêmes, concentrés, et semblent figés comme des statues. Mais ce que je retiens surtout, ce sont leurs yeux. Avec l'étrange sensation qu'ils mettent toute leur énergie pour rassembler les faisceaux lumineux qui les traversent en une flèche acérée qui briserait mes paroles avant même qu'ils ne les entendent. Ils ne veulent pas que je prononce les mots qu'ils redoutent. Ils sont dans un blocage absolu. Leur état de souffrance est tel qu'ils refusent d'affronter l'annonce d'un diagnostic et son cortège de conséquences. Un déni complexe et impénétrable, sûrement alimenté par les informations qu'ils ont accumulées pêle-mêle depuis mon appel téléphonique. Le silence s'installe. Il peut durer longtemps. Je dois alors me soustraite à leur regard. Je me lève et m'approche du bébé bien éveillé maintenant. Je l'examine accompagnant mes gestes de propos rassurants. Le contact est ainsi mis en place. Nous n'irons pas plus loin ce matin-là. Un rendez-vous pour des examens complémentaires est programmé quelques jours plus tard.

5. Un dimanche avec Tom

Le service le week-end est particulier. Il n'a pas le mouvement des autres jours. Je suis à chaque fois surprise, agréablement, par l'ambiance un peu feutrée qui semble imprégner l'espace. Tout ce qui encombre au quotidien l'activité de soins est mis en sommeil. Peu ou pas de réunions. Des exigences administratives limitées. Juste les patients et l'équipe. Un rituel s'installe. Prendre en main la situation médicale, et fixer les actions et interventions nécessaires. Sans attendre, entrer dans chaque chambre pour voir l'enfant et évaluer son état clinique. S'entretenir avec la famille et donner quelques premières orientations sur la prise en charge du jour. Cette séquence prend généralement beaucoup de temps. Quand enfin tout est cadré, s'accorder une petite pause en partageant un premier café avec tous les soignants. C'est un moment d'échange important. On parle de tout. Des patients bien sûr. De la semaine écoulée. Des nouvelles de l'institution et des petites rumeurs qui l'entourent. Des difficultés rencontrées et à venir. Des soucis et évènements personnels, parfois.

Aujourd'hui est un jour spécial : on fête l'anniversaire de Gisèle, une des infirmières du service. Elle est là depuis de nombreuses années et est un peu la mémoire de la vie de l'équipe. Son plaisir est de comparer le quotidien d'aujourd'hui à celui d'avant. « Avant » étant une entité sans limites précises, signifiant pour elle un temps révolu où tout allait bien. On entend très souvent cela à l'hôpital, la référence aux années qui se succèdent. Bien sûr, les pratiques évoluent, les traitements sont plus performants, et les soins s'enrichissent de techniques innovantes permettant plus d'efficacité dans la prise en charge des maladies. Mais l'hôpital est un lieu unique qui accompagne toutes les étapes de la vie, bien sûr des patients, mais aussi de ceux qui y travaillent. L'avant est forcément associé aux débuts des carrières, lorsque l'enthousiasme domine la réalité du quotidien. Avec le temps, il faut intégrer la souffrance et tout ce qu'elle véhicule et mobilise autour des malades et de leurs familles. Les soignants n'ont jamais assez de temps pour investir comme il le faudrait leur mission d'accompagnement. Et les réformes structurelles hospitalières qui se succèdent réduisent de plus en plus et inexorablement le temps consacré à l'écoute des enfants.

Lorsque Gisèle pénètre dans la salle de repos, ses collègues ont préparé une surprise avec nappe colorée, ballons, gâteau enrobé d'un glaçage blanc et rose, et bougies. Un large sourire illumine son visage. Comme tous les ans, on a pensé à son anniversaire. La chanson rituelle est entonnée et rapidement reprise par tous. On la félicite. On l'embrasse. Elle a une petite larme devant tant de spontanéité et de chaleur. Les photos se succèdent. Et avec une joie non dissimulée, elle ouvre son cadeau : des boucles d'oreille composées d'anneaux entremêlés qu'elle essaie immédiatement. Tout le monde connaît sa passion pour ce type de bijou dont elle a une collection impressionnante. Comme tous les ans, son émotion est réelle et attendrissante. On la redécouvre toujours avec plaisir car d'ordinaire Gisèle s'impose plutôt par sa personnalité forte, un peu brutale, sachant tout. Une vraie meneuse, qui sans relâche se fait la porte-parole de ses collègues pour dénoncer les charges de travail qui les éloignent de plus en plus des patients.

Dans cette ambiance matinale festive, les rires sont joyeux. On se laisse aller aux plaisanteries faciles, assorties de petites confidences sur la vie au travail et en dehors. On oublierait presque qu'on est à l'hôpital et on savoure tous ensemble ces moments si importants et nécessaires de partage bienveillant. Moments trop courts. La réalité nous rattrape toujours trop vite. Le téléphone sonne. Dans l'instant, les voix se font plus sourdes et de rapides regards sont échangés. La personne qui a en poche l'appareil répond. Quelques secondes, puis acquiesce de la tête avant de lancer : on demande le médecin de garde. Je prends l'appel. Il concerne l'un de nos patients, Tom, qui présente à nouveau une hémorragie respiratoire.

Tom, un amour de patient ! Certes, il n'a que 15 ans, mais son regard, son attitude disent son acceptation d'une maladie déjà bien présente dans son quotidien. Tom impose le respect spontanément. Il n'est jamais dans la plainte. Une forme de force tranquille semble l'habiter, qui parfois déstabilise ceux qui le soignent. Comme pour tous mes patients que je suis depuis des années, je connais beaucoup de choses de la vie de Tom. Je sais les blessures de la famille et de l'entourage que la maladie a provoquées et continue d'entretenir. La maman de Tom est dans une forme d'attente perpétuelle de l'aggravation. Même lorsque la situation clinique est sereine et stable, elle ne peut vivre un moment de relâche. Je m'interroge souvent sur les raisons qui motivent cette projection perpétuelle dans un futur alarmant. J'ai parfois le sentiment qu'elle agit ainsi pour mieux combattre cet ennemi en le neutralisant dans le présent, mais bien sûr tout cela n'est qu'illusion.

De fait aujourd'hui, la situation parait critique. Les informations qu'elle me donne au téléphone font état d'une décompensation brutale de Tom qui peine à respirer avec cette hémorragie qui ne se tarit pas. Il faut au plus vite organiser son transfert dans le service. Il n'habite pas à Paris et le recours à un transport médicalisé adapté s'impose. Toute l'équipe se lève, consciente des enjeux médicaux. Le moment festif s'est si rapidement envolé qu'il semble même ne pas avoir existé. Il faut sans attendre prévenir les structures qui vont assurer le transport, donner toutes les précisions sur le patient, sa maladie, ses traitements. En même temps, rester en contact avec la famille pour suivre instant par instant l'évolution des symptômes et guider la prise en charge. Et bien entendu, préparer l'arrivée de Tom, organiser la réalisation des différents examens qui s'imposent, et prévoir les traitements. Mais il n'y a pas que Tom : il faut aussi assurer les soins des enfants présents dans le service.

Ces situations d'urgence sont très particulières. En l'espace d'un éclair, tout devient différent. Certes, il y a beaucoup d'agitation. Toute l'équipe soignante est mobilisée et investie dans les tâches à accomplir rapidement. Mais ce qui est toujours fascinant, c'est l'atmosphère qui soudain envahit l'espace. Bien sûr, une forme de tension se crée, toute entière projetée sur l'accueil du patient. Mais, étrangement, il n'y a jamais de débordements, de précipitations, de cris. Même les enfants hospitalisés ce dimanche semblent le sentir : ils sont étonnamment calmes, et restent dans leur chambre. Ils ont, sans que nous l'ayons exprimé, perçu une gravité annoncée et se sont mis en retrait sans poser de question. Mais, nous savons qu'ils sont comme nous dans l'attente de ce qui va arriver.

La préparation de la chambre avec le déplacement et l'installation de tous les appareils qui vont être nécessaires s'apparente à la mise en place d'une pièce de théâtre. Une sorte de ballet semble envahir les lieux, et ferait presque oublier le contexte. Un ballet insolite avec des acteurs qui, il y a encore quelques minutes, ne savaient rien de qu'ils avaient devoir composer. Soudainement, nous sommes projetés dans un monde sans repères. C'est à chaque fois une immersion dans un imaginaire que nous cherchons à maîtriser. Nous supputons ce qui va devenir une réalité. Nous échafaudons des plans d'action complètement virtuels. Avec le sentiment que plus nous envisageons les différentes options qui peuvent se présenter, plus nous les anticipons, plus nous les cadrons, alors plus nous les dominerons. Tout cela est incroyablement inutile, et nous le savons, mais c'est ainsi. Nous cherchons désespérément à tenter de contrôler une situation que pourtant nous ne connaissons pas. Une utopie absolue. Mais elle nous rassure et nourrit notre combativité.

Dans ces moments, un lien nous unit. Il se profile en pointillé. Par petites touches, il prend appui sur chacun de nous. Puis il nous entoure, nous encercle, formant un fil invisible qui nous rassemble dans une harmonie saisissante, au sein de laquelle nos gestes savent précisément se mêler et se compléter. C'est toujours une sensation qui me surprend et me transporte dans une sorte d'au-delà qui promet tous les possibles. L'angoisse s'estompe. Le plan d'action se précise. Une force nouvelle s'impose, avec la conviction que la bataille qui s'annonce sera gagnée.

Dernier appel téléphonique, l'équipe assurant le transport vient d'arriver dans l'enceinte de l'hôpital et sera dans le service dans une poignée de minutes. Tout est prêt. Maitre mot : ne pas perdre de temps. Soudain, le bruit de l'ascenseur, celui qui grince tant et qui nous inquiète toujours. Va-t-il se bloquer, s'arrêter entre deux étages, refuser d'ouvrir ses portes ? C'est presque toujours un miracle de le voir se positionner au bon endroit. A l'instant même où il s'immobilise et que cesse le clignotement du témoin lumineux de l'étage, une marée sonore déferle, brutale, envahissante, mêlant les sons aigus et graves dans une cacophonie qui nous submerge. C'est un instant d'une grande violence qui sans transition nous fait basculer dans une réalité dépourvue de lien avec ce que nous avions essayé d'anticiper. Un passage fulgurant de l'imaginaire au monde réel et son cortège de réflexes pour vite saisir et assimiler la situation que nous devons gérer.

Les regards se croisent et se concentrent immédiatement sur Tom. Tom, encombré de machines et de dispositifs de toutes sortes pour surveiller et assister ses paramètres vitaux. Pour toute l'équipe qui va l'accueillir, un moment unique et essentiel qui, en une fraction de seconde, va nous dire la réalité de la situation. Un moment très particulier, car nous ne sommes pas encore les acteurs de la prise en charge. La structure de transfert assure encore la continuité des soins, nous permettant d'apprécier l'état clinique du patient et d'intégrer toutes les décisions de soin à assurer.

Je cherche le regard de Tom. Je ne le trouve pas. Ses yeux sont fermés. Comme s' il ne voulait pas prendre part à la confusion qui l'entoure. L'atmosphère qui accompagne les accueils d'urgence est toujours chargée d'angoisse et d'incertitude. Concentrée sur le patient, l'équipe semble se recroqueviller sur lui pour mieux l'évaluer. L'espace qui entoure la scène se réduit pour mieux concentrer la lumière. Il se charge d'une densité presque oppressante. Il faut rapidement briser cet enfermement, reprendre possession de l'environnement, lui redonner sa dimension réelle pour autoriser l'action de chacun.

L'obscurcissement qui figeait la situation est soudainement remplacé par une clarté qui redonne vigueur et espoir. Tom lui-même le sent. Il entrouvre les yeux et se reconnecte à ce qui l'entoure. Un fluide vital semble à nouveau circuler en lui. Je saisis rapidement son regard et nous pouvons enfin échanger. Ce que je lis indique que la situation n'est pas alarmante. Il esquisse même un demi-sourire, comme pour me dire que le plus dur est passé et que l'épisode difficile qui a motivé son transfert est terminé. Ses traits ne portent pas de marque de souffrance. Il étire ses membres avec confiance et s'empare de l'espace pour mieux se détendre, dans un soulagement bienvenu. Toutes les personnes qui l'entourent ressentent cet apaisement. D'un coup, les tensions qui les habitaient disparaissent laissant place au nécessaire réconfort avec l'épreuve subie.

Revoilà Tom, celui que l'on connaît le plus souvent, avec cette forme de bienveillance naturelle qui n'appartient qu'à lui et que ceux qui le côtoient respectent et apprécient. L'épisode de décompensation qu'il vient de vivre est inquiétant mais s'est rapidement amélioré. Le bilan réalisé est rassurant et une simple surveillance de quelques jours est préconisée. Une alerte à garder en mémoire bien sûr. Mais bien vite minimisée voire éliminée par Tom et une partie de son entourage. Les soignants aussi se réjouissent, tant le désir de renouer avec un quotidien apaisé est vif.

Je regarde longuement Tom. Comment peut-il arriver si vite à repousser l'angoisse de la maladie qui s'est à nouveau sévèrement imposée à lui ? Je m'interroge encore et encore. Comment fait-il ? Et pas seulement lui. Beaucoup de jeunes patients ont une capacité étonnante, non pas de nier les souffrances et les difficultés qu'ils sont amenés à vivre, mais de se projeter dans une vie de légèreté très éloignée de leur quotidien. Deux mondes semblent exister : celui du moment présent, de la souffrance bien réelle, à la fois physique et psychologique, qui est exprimée par des pleurs, des mots et parfois des cris ; et celui d'un monde au-delà, en dehors de l'espace-temps, dans un imaginaire de tous les possibles. Comme une force vitale qui s'invite sans relâche pour éloigner ce qui n'est pas acceptable. L'évidence de cette force me saisit de plus en plus. Il m'a fallu du temps pour l'appréhender. C'était tout d'abord une impression vague que la souffrance chez l'enfant offrait une sorte de prise particulière qu'il fallait savoir saisir pour franchir les étapes suivantes d'une nécessaire résilience. Cette impression s'est ensuite enrichie du vécu de nombreuses situations médicales difficiles, à l'avenir plus qu'incertain.

Les enfants que nous prenons en charge nous guident et nous aident. Leur confiance dans la vie tout simplement est prodigieuse. Et cela, nous le découvrons petit à petit, au fil des années d'investissement dans ce monde si particulier de la pédiatrie. La médecine de l'enfant a longtemps été ignorée. Sa spécificité n'a commencé à être suggérée qu'au 19e siècle. La création du mot pédiatrie a alors marqué le début de la reconnaissance de l'enfant comme un être en croissance avec la maturation progressive de ses différents organes. L'évolution psychique et psychologique qui accompagne les différentes étapes du développement cérébral reste, par bien des aspects, encore mal connue.

Trop souvent, nous les adultes, recherchons dans les comportements des enfants des reproductions de nos propres actions et réactions. Par facilité, par ignorance, par désir d'intégrer leurs agissements dans une rationalité rassurante dictée par nos expériences et les certitudes que nous cherchons à imposer. Non, il faut regarder l'enfant en le plaçant dans un espace sans barrières. Ne pas entraver sa dynamique d'exploration du monde. L'accompagner bien sûr, mais comprendre que les limites que nous essayons de lui imposer, pour son bien pensons-nous, doivent préserver son élan de vie. Cela n'est pas facile. Il faut accepter de le regarder sans contraintes. Stimuler en nous nos capacités d'observation et ainsi essayer de le comprendre pour mieux le respecter et l'aider.

Tom me plonge dans des interrogations essentielles. Cela est certainement lié à la façon avec laquelle il pose son regard sur ce qui l'entoure. Un sourire toujours présent et très doux. Une harmonie tranquille, une façon très particulière de nous communiquer sa sensibilité. Il est sensible et vit l'instant. Il est ainsi infiniment existant, cohabitant avec le danger et la maladie. Lorsque je le regarde, je ne peux m'empêcher de chercher la faille. Sûrement, il fait semblant, il ne peut être aussi acceptant. Je traque un mouvement d'humeur, une colère sournoise, des paroles pour extérioriser une violence intérieure. Mais, je reste toujours dans une attente vaine. Comme si les souffrances infligées à son corps n'atteignaient pas la profondeur de son être. Tom est ainsi pour moi une source de pensées sur la vie et la liberté que nous pouvons tous rechercher au fond de nous. Ce soir chez moi, dans la nuit qui m'entourera, je chercherai encore et encore à comprendre ce qui lui permet d'exprimer une telle sérénité. Je m'interrogerai sur sa capacité à prendre du recul, à introduire une forme d'humour lorsque les situations deviennent difficiles, à dévier l'angoisse, à ignorer la réalité du moment en prenant de la distance, et peut être avec son sourire à voir au-delà.

Enfin rassurés par une situation médicale de Tom maintenant stabilisée, nous reprenons la séquence ordinaire des dimanches. Longs échanges avec les patients et leurs familles. Et une attention particulière qui s'attache aux petits détails de la vie du service. Ils sont là comme tous les jours, presque invisibles dans l'agitation de la semaine, tant ils sont intégrés et intimement mêlés aux mouvements du quotidien. Le dimanche est un moment privilégié pour les mettre en lumière et leur donner toute la considération qu'ils méritent. Le temps passant, l'ancrage dans les mille instants qui rythment les journées se fait plus intense, plus profond. Avec des radicelles qui vont chercher de plus en plus loin ce fluide qui nous unit dans un ballet sans cesse renouvelé d'interrogations, de questionnements, d'incertitudes, et finalement de décisions qui nous engagent tous ici. Ce fluide est impossible à définir, tant il combine de sources d'énergie variées, portées par chacun d'entre nous, nourries par les exigences de la prise en charge des patients, et par cette alchimie qui nous rassemble tous dans le moment présent. Inconsciemment bien sûr, les forces ainsi puisées trouvent aisément leurs cibles toutes entières dédiées aux mille impératifs imposés par les situations que nous devons gérer.

Ce fluide essentiel de la vie médicale, sans lequel aucune de nos actions ne serait possible et qui nous permet de nous projeter dans l'instant suivant, nous réunit dans une communion intense mais fragile. Il faut sans cesse veiller à la préserver harmonieusement, dans le respect de tous. Respect, un mot pour moi indispensable, incontournable, essentiel. Lui seul permet de tous nous rassembler, les patients et leurs familles, et l'équipe. C'est une des principales exigences de ma fonction de chef de service que j'essaie de vivre et de faire vivre le plus efficacement possible, avec une vigilance qui doit sans cesse être remise en question et élargie. Lorsque j'accueille un nouveau membre, qu'il soit étudiant, médecin, soignant, bénévole, j'insiste sur deux messages clés, incontournables : bien entendu la sécurité du patient, qui implique la qualité de la prise en charge dans toutes ses dimensions ; et puis le respect des uns et des autres, érigé comme une règle essentielle du fonctionnement au quotidien de l'équipe, et qui s'applique à tous et pour tous.

C'est cela ma mission. La responsabilité du service doit pouvoir être vécue dans la confiance. La confiance en qui, en quoi ? Réflexion qui n'est jamais aboutie. Confiance en chacun et en tous à la fois, pour mieux prévenir ou gérer les risques imposés par la pratique médicale ? En fait, cela est une illusion car rien ne peut éliminer les incertitudes qui nous encerclent. Il semble plus juste de parler de climat de confiance qui doit sans cesse être recherché. Il n'existe que dans l'instant. Il est éphémère et il est essentiel de le comprendre comme tel.

J'ai toujours au fond de moi la crainte du danger que je sais retranchée dans l'ombre, et que je guette sans relâche. La maladie nous encercle, avec son cortège de soubresauts et d'inconnus. Elle impose une vigilance de tous les instants. Jamais tranquille, même et surtout quand je ne suis pas présente. Il y a bien sûr l'urgence d'une détérioration brutale et inattendue de l'état clinique d'un patient. Mais, cette situation s'inscrit dans l'évolution possible de toutes les maladies que nous traitons avec leur cortège de complications qu'il faut savoir anticiper. Nous les connaissons. Nous avons les ressources pour les gérer au mieux. Bien sûr, elles sont angoissantes. Mais, elles ne sont pas surprenantes. Elles sont la vraie vie de toutes les pathologies que nous prenons en charge, même celles qui, à tort, semblent dépourvues de risques de décompensation. La vigilance doit être permanente. Car, le corps a des secrets que jamais personne ne peut connaître. Et puis, l'environnement qui le cerne de toutes parts reste une grande inconnue. Tout peut toujours arriver et nous surprendre, le meilleur, on l'espère en permanence. Mais aussi le pire. Et là est tapie la sournoise inquiétude qui ne nous lâche jamais.

Tout peut toujours arriver. L'expérience nous l'enseigne. Celle vécue par chacun de nous tout au long de nos journées. Et puis celle que nous partageons avec nos collègues. Unis dans une même compréhension des risques possibles, les difficultés rencontrées peuvent être échangées efficacement. Leurs résonnances renforcent notre niveau d'alerte, nourrissant ainsi notre vigilance. Mais cela ne donne aucune parade à l'imprévu qui peut tout bouleverser.

J'ai, depuis plusieurs années maintenant, gravée profondément en moi l'horreur vécue par un médecin avec lequel j'avais travaillé avant qu'il ne prenne la direction d'une structure pédiatrique dans un centre hospitalo-universitaire du sud. Un homme remarquable, d'une humanité prodigieuse et d'une compétence reconnue de tous. Particulièrement investi dans sa mission, il était très présent dans son service, sans relâche attentif à la qualité des actions menées par les différents professionnels. Un vrai chef donc, soucieux de l'excellence de la prise en charge des enfants soignés et de la cohésion de l'équipe qu'il dirigeait.

Une catastrophe dans son service ? Oui, cela s'est produit. Insidieusement mais inexorablement. Comme un grain de sable inattendu, qui a fait dérailler tout le système de soin. Au départ une banale histoire fébrile chez un jeune enfant amené aux urgences par une maman très inquiète. Comme l'indique le carnet de santé, les parents sont habitués des consultations hospitalières pour le moindre problème. Il est tard, le domicile est éloigné. Une hospitalisation pour simple surveillance est décidée. Dès son arrivée dans le service, la mère manifeste sa fatigue et son inquiétude. Aucun élément de gravité n'est noté chez le patient à son admission. Le temps passe. L'enfant pleure et s'agite. La mère à chaque fois se précipite sur lui, l'enveloppant de ses bras et presque de son corps, ne laissant pas de place aux soignants, expliquant qu'elle sait exactement comment le soigner, qu'elle le connaît plus que quiconque. Le personnel insiste. Elle répond par une attitude très agressive. Elle concède quelques prises de paramètres de surveillance, comme la température, le pouls, mais ensuite écarte vite l'infirmière. Tout cela est consigné sur la feuille de suivi. L'équipe soignante se trouve ainsi dans une situation difficile, ce d'autant que la charge de travail cette nuit-là est débordante, avec plusieurs malades requérant des soins complexes.

Les heures passent. Le personnel va de l'un à l'autre, sollicité sans relâche par les familles demandant toujours plus d'accompagnement. Et soudainement, un écran de surveillance qui tressaute, une alarme qui ne se déclenche pas comme il conviendrait. Puis les cris de la maman remplacés soudain par des hurlements font accourir tous les soignants autour du berceau. L'équipe de réanimation aussitôt alertée est très rapidement sur place. La situation est particulièrement grave et l'enfant est transféré en soins intensifs. Malheureusement, l'évolution sera dramatique et l'issue fatale.

Mille expertises seront réalisées par toutes les directions et institutions possibles, médicales et juridiques. Des convocations multiples des différents personnels, des interrogatoires répétés, des documents de soins et de surveillance passés au crible. Et finalement, l'absence de cause unique décelée. Mais l'identification d'une série de minimes défaillances de tous ordres qui se sont enchainées dans un désordre extrême, échappant à tout contrôle. Horreur absolue pour la famille. Chaos vertigineux pour les personnels, et sanctions terribles. En tant que collègues, nous avons été nombreux à accompagner le chef de service et son équipe, et nous continuons à le faire. Avec toujours au fond de nous un effroi glaçant. Car malgré toute la vigilance et la compétence que nous essayons d'assurer et de renouveler sans cesse, la médecine est terriblement à risque et nul ne peut être complètement protégé dans son exercice.

Partager tout cela entre nous, les professionnels, est essentiel. Être chef de service est une découverte de tous les instants. Nous ne sommes pas formés à assumer toutes les actions que nous devons mener et gérer. Appartenant à un centre hospitalier et universitaire, nous devons assurer des fonctions dédiées aux soins, à l'enseignement, et la recherche. Tout cela en même temps, avec pour chacune des exigences et impératifs propres. Nous nous improvisons jongleurs, pour répondre le mieux possible aux agendas et calendriers imposés. Et nous devons pouvoir d'un moment à l'autre changer nos plans. Parce qu'une exigence médicale surgit tout à coup. Ou bien, une convocation universitaire non prévue, mais bien sûr présentée comme impérative. Ou encore, une réunion oubliée, égarée dans le flot des sollicitations permanentes qui se mêlent, s'affrontent, se poussent et se repoussent. Il faut alors analyser et évaluer ce qui semble le plus urgent ou le plus critique. Et trancher. Prendre les décisions qui s'imposent, et tenter de réorganiser les activités planifiées. En intégrant que les choix qui seront faits modifieront les agendas de tous.

Tout va toujours très vite. Sûrement trop vite. Avec toutes les conséquences qu'il nous faut assumer, mais que bien sûr nous ne pouvons anticiper. C'est ce tourbillon permanent qui fait notre quotidien. Au moment d'arriver le matin, il y a toujours un petit instant trouble, flou, sans repère. Comme un flottement, peut-être une hésitation à nous lancer dans l'incertitude de la journée. Mais ce n'est qu'une sensation fugitive, bien vite repoussée et chassée avec force par l'excitation incomparable des très riches heures à venir.

6. La visite avec Chloé

Ce matin, c'est la grande visite. Celle qui rassemble tous les soignants et étudiants autour de la prise en charge des patients hospitalisés dans le service.

Son format a bien évolué depuis mes années de formation. C'était alors un moment également stressant pour les malades et beaucoup des membres de l'équipe. Mes stages ont été pour la plupart effectués dans des services d'adulte dirigés par des professeurs hommes qui imposaient la déférence. Le jour de la visite, le chef de service arrivait, souvent en retard, suivi de son adjoint et de la surveillante avec son bloc-notes. Pas ou peu de mots d'accueil. Plutôt des regards sombres qui installaient d'emblée la hiérarchie. Le « patron » intervenait en posant les questions et nous devions répondre le plus rapidement et efficacement possible. Il est vrai qu'il fallait faire le tour de toutes les chambres, ce qui représentait une trentaine de patients à présenter, examiner, et discuter. Tout devait donc avoir été préparé minutieusement. L'étudiant commençait à décrire la situation médicale, suivi par l'interne qui complétait les informations, puis le chef de clinique qui formulait une synthèse et un diagnostic. À tout moment, cette séquence pouvait être interrompue par le patron uniquement, avec des commentaires ou des questions très variables. Les malades pouvaient également être interrogés, sans la présence de leurs familles qui n'étaient pas autorisées à venir le matin dans le service. Nous redoutions tous la phrase lapidaire et destructrice que la hiérarchie pourrait nous adresser. Et le plus souvent, elle ne manquait pas. Un drôle de jeu, apanage d'un pouvoir auto-proclamé.

Je garde de ces visites anciennes un souvenir déplaisant. Il était si facile de nous mettre en difficulté. Nous tous, étudiants, médecins, personnels soignants, et individuellement, ce qui augmentait notre malaise. Les patients eux-mêmes redoutaient ces moments. Lorsque la porte de la chambre s'ouvrait, une sorte de parenthèse glaciale figeait la situation. Tous, nous attendions le mouvement du patron qui lentement s'avançait vers le lit. Suivi ensuite par les membres de l'équipe dans un ordre rituel. Nous pouvions ainsi être plus d'une vingtaine à nous serrer autour du malade, les bras encombrés par les différents documents, les feuilles de surveillance et de prescription, et bien sûr les radios dans leurs pochettes qu'il fallait sortir habilement et brandir en hauteur dans la clarté du jour. On distinguait à peine ce qu'il fallait voir, ce qui nous fragilisait encore plus quand on nous demandait de l'interpréter.

Les seuls événements que nous attendions désespérément étaient les brusques sonneries du téléphone qui soudain remplissaient la chambre d'un bruit strident. La surveillante saisissait le combiné et le passait au patron. Silence immédiat. Puis, quelques mots brefs sur un ton directif qui n'autorisait aucune discussion. Et souvent, un départ précipité de celui qui nous tenait dans une situation de tension aussi intense qu'inutile. Soupirs de soulagement. Dans l'attente des pas de retour. Celui qui concentrait toutes les attentions revenait encore plus dominant, conscient et satisfait de ses prérogatives de contrôler notre temps, et d'imposer son horloge et son bon vouloir.

La solidarité trouvait difficilement sa place dans ce monde de compétition hiérarchique. Quelques soient nos fonctions, nous dépendions de lui. Celui qui n'a pas vécu cette période ne peut imaginer l'emprise et le pouvoir du chef de service. Certains, bien sûr, exprimaient une réelle humanité avec une attention bienveillante pour les personnes de son équipe. Cela s'observait plus en pédiatrie, la proximité des enfants incitant probablement à des échanges moins brutaux. Dès nos premières années de médecine, le cursus nous imposait le passage dans de nombreuses structures médicales et chirurgicales. Nous n'étions pas préparés à vivre la réalité de la maladie et de l'hôpital. Du jour au lendemain, nous étions projetés dans un monde de toutes les souffrances qu'il allait falloir apprendre à gérer. Nous essayions de nous soutenir, mais le tourbillon qui agitait nécessairement le quotidien nous tenait éloignés les uns des autres. Il fallait alors rapidement rassembler les forces de survie que nous avions en nous pour prendre conscience de ce qui nous l'entourait, l'accepter, et développer nos propres mécanismes de construction de notre futur métier de médecin. A peine sortis de l'adolescence, cette transition imposée était particulièrement rude. Et certains ne pouvaient la supporter.

Dès le début des études médicales, le maître mot est hôpital. Il fascine. L'hôpital nous absorbe sans limites. Il nous engloutit. Tout passe par lui. Notre vie quotidienne est rythmée par ses horaires et ses contraintes. La vie personnelle doit, bien évidemment, faire avec la résonnance qu'il nous inspire et impose. Il est difficile de parler de vocation ou de sacerdoce. Non, il s'agit plutôt d'un engagement qui nous saisit tout entier, qui nous emplit totalement, qui nous conditionne et nous possède presque dans une sorte de ferveur obstinée. Oui, une ardeur, un enthousiasme foisonnant presque bouillonnant, qui nous subjugue et nous envoûte. Parce que tout simplement, et on le comprendra par la suite progressivement, on touche à l'essence de la vie.

A peine étions nous admis à intégrer l'hôpital, que notre seul but devenait celui d'y rester. Il était dès lors impossible d'imaginer une autre forme d'exercice de la médecine. Les premières années, on se laisse porter par l'énergie sans pareille qui rythme nos journées, et aussi nos nuits. On aime très vite l'ambiance si particulière que nous découvrons. Nous sommes alors un petit groupe d'étudiants en charge d'un secteur de soins. Un sentiment d'importance nous gagne, avec son cortège de petites satisfactions et jouissances. Arriver à un diagnostic. Participer au choix d'un traitement et en suivre la réponse. Accompagner les patients et apprendre à établir les liens nécessaires. Mille choses variées, souvent décidées dans l'instant. Et puis, les gardes de nuit qui sont des moments très particuliers et souvent angoissants, parce que le personnel est réduit et qu'un sentiment de solitude nous envahit avec ses peurs. Peurs, que les patients expriment quand ils ressentent plus fortement l'isolement dans le silence relatif du soir, et qu'il faut arriver à calmer. Et peurs des incertitudes et des secrets que les maladies qui nous entourent gardent soigneusement cachés, et qui peuvent tout à coup se manifester durant les heures nocturnes.

L'hôpital devient rapidement une drogue. On n'imagine pas le quitter. Mais, on réalise vite que les places sont comptées. Il n'y aura que peu d'élus parmi tous les médecins en formation qui rêvent d'un poste hospitalier. Alors, comment se placer dans la compétition qui inexorablement éliminera du système la plupart des étudiants ? Et voilà, le patron qui revient. Il joue un rôle déterminant par une forme de cooptation complexe qui doit également intégrer les formations scientifiques complémentaires requises. Il peut ainsi, sur ses propres critères (parfois très personnels), favoriser ou freiner des ambitions. C'est le jeu. Il le sait, tout le monde le sait. Les règles étant ainsi connues, chacun essaie d'agir de la façon la plus adaptée pour gagner son soutien.

Tout cela permet de mieux comprendre l'atmosphère qui, auparavant, imprégnait la formation médicale et la vie hospitalière avec les jeux de pouvoir exercés par ceux qui ont été longtemps appelés les mandarins. Il s'agissait des chefs de service très influents qui régnaient sur la médecine et l'hôpital, et qui faisaient ou défaisaient à leur gré les carrières de leurs subordonnés. On apprenait très vite à comprendre leur fonctionnement. Ils jouissaient d'une forme d'aura qui imprégnait fortement la vie hospitalière. Si on intégrait leur service, on était rapidement abreuvé de leurs exigences, humeurs et colères. En vérité, ils agissaient comme s'ils n'avaient de compte à rendre à personne. Longtemps leur statut leur a autorisé une pratique libérale très lucrative, avec un secteur privé au sein du fonctionnement hospitalier qu'ils utilisaient comme bon leur semblait. Ils estimaient que leur renommée leur donnait toute la liberté d'exercice qu'ils souhaitaient.

Nous partagions entre étudiants répartis dans les différents services les déviances de certains patrons qui n'hésitaient pas à privilégier leur activité privée aux dépens de leurs obligations hospitalières et universitaires. Sans que cela ne leur pose de problèmes, certains d'entre eux étaient habitués des changements de programme qu'ils imposaient parfois dans l'instant aux médecins faisant partie de leurs équipes, qui n'avaient d'autres choix que de les remplacer. Ils étaient alors obligés d'annuler leurs propres activités. Cela pouvait concerner un cours à la faculté, une consultation, une intervention ou encore une réunion administrative. Bien entendu, les personnes désignées pour les remplacer ne pouvaient s'opposer à ces injonctions.

Mais, les conséquences qui en découlaient bouleversaient en cascade le fonctionnement de beaucoup de membres de l'équipe. Il fallait au pied levé remplacer les remplaçants. J'ai pu observer ces situations durant mes études. Parfois le motif pouvait paraitre légitime, mais le plus souvent il n'y en avait pas. Seulement, quelque part, le bon plaisir du chef. La dépendance ainsi imposée pouvait prendre d'autres formes. En particulier, celle liée aux horaires. Que de fois, devions-nous attendre le patron retenu dans une réunion. Que d'heures perdues pendant ses déjeuners au restaurant qui s'éternisaient. Et même, comme je l'ai vécu, pour une urgence nous avait-on dit alors qu'il s'agissait d'un tournoi de tennis auquel il avait soudainement décidé d'assister. Cela, nous le découvririons beaucoup plus tard.

Ce fonctionnement pour le moins étonnant s'est progressivement éloigné. Les différentes réformes du système de santé qui se sont succédé, en particulier ces dernières années, ont profondément modifié les carrières des médecins et leurs exigences. L'investissement scientifique s'est fortement accru pour répondre aux nouveaux impératifs universitaires. Et puis, la profession s'est beaucoup féminisée. Je ne suis pas féministe mais je dois reconnaître que l'approche féminine des postes à responsabilité s'exprime dans un autre registre que celui des anciens mandarins. Ici ou là, on peut encore reconnaître un disciple nostalgique des temps révolus avec une cour accrochée au bon vouloir du patron. Mais, isolé dans un monde qui ne le reconnaît plus, il perd les atours d'un costume devenu archaïque.

Revenons à la visite qui va débuter. Toujours étonnant ce mot de visite. En effet, nous voyons les patients tous les jours et discutons les dossiers en fonction des nécessités et des urgences. Mais celle nommée la visite est un moment qui est inscrit dans la dynamique de la semaine et que nous essayons de privilégier sans interférence si possible avec d'autres réunions. Tous les membres du service sont bienvenus. Il n'est plus question d'envahir la chambre des enfants. Chaque dossier est discuté dans la salle de réunion, équipée de tous les outils numériques nécessaires. L'étudiant commence à présenter les motifs de l'hospitalisation et les premières informations médicales. C'est l'occasion pour lui d'apprendre les codes de l'observation médicale et des éléments de langage qui permettent de partager avec toute l'équipe. Cet exercice est important dans la formation, et peut être angoissant. Les conseils et la bienveillance s'imposent donc. S'ensuivent les interventions des internes et des chefs de clinique qui font le point sur l'état clinique, le diagnostic, les investigations complémentaires, et la prise en charge, alimentant ainsi la discussion. Une synthèse sera ensuite transmise à l'enfant et sa famille. Durant cette visite, je recommande d'être concentré sur les dossiers présentés, sans les distractions du téléphone portable et de ses réseaux. Mais, il faut admettre que cette consigne peine de plus en plus à être respectée.

Accompagnée de l'interne et du médecin en charge du secteur d'hospitalisation, je prends ensuite le temps de passer dans toutes les chambres pour un contact direct avec l'enfant et sa famille. Ce jour-là, la star est incontestablement Chloé. Vive, pétillante, enjôleuse avec ses cheveux courts bouclés d'un noir brillant qui contraste admirablement avec son teint de porcelaine. Les yeux, d'un bleu sombre, sont étincelants. Et leur jeu parfaitement rôdé pour capter l'attention au premier regard. Assise dans son lit au milieu de la pièce, elle exerce un pouvoir de séduction unique. On en oublierait presque le cadre de l'hôpital. Elle se pose en maîtresse des lieux. Un rituel est ainsi établi avec quelques phrases et formules qui entretiennent cette relation si particulière qu'elle tisse avec le groupe que nous formons autour d'elle. Je la connais depuis si longtemps que rien ne m'étonne dans l'accueil qu'elle nous réserve. Et je reste toujours sensible au charme qu'elle dégage. Mais avec la distance nécessaire. Sa présence dans le service est dictée par des exigences médicales, même si elle cherche comme toujours à les ignorer.

C'est la grande difficulté avec elle. Lorsqu'elle est comme aujourd'hui conquérante, une petite partie de moi est rassurée car j'ai eu, à plusieurs reprises, l'occasion de l'accompagner dans des moments de défaillance physique importante qui reflètent bien la sévérité de sa maladie. Mais, je connais aussi son angoisse qu'elle a apprise admirablement au fil des années à habiller d'une forme de légèreté trompeuse. Toutes les deux nous le savons. Et, lorsque cela est possible, nous jouons les actes d'une comédie superficielle à souhait qui a le mérite de donner le sourire.

Ce jeu de la séduction pour dissimuler la réalité médicale est observé plus fréquemment chez les adolescentes que nous suivons dans le service dans le cadre de leur pathologie chronique. Les garçons expriment différemment leur rapport à la maladie. Ils sont moins dans la composition. Ils préfèrent le silence. Les réponses à nos questions sont le plus souvent brèves, réduites à des formules minimales, sans accroche possible. Il faut alors les multiplier et les croiser sans brusquerie pour approcher la réalité de ce qu'ils ressentent.

Donc aujourd'hui, Chloé se sent bien. Et demande à repartir chez elle. Elle ignore superbement les raisons qui ont motivé son hospitalisation précipitée dans le service hier. La famille s'est inquiétée pour rien. Comme d'habitude. Impossible dans ce contexte de retracer véritablement ce qui s'est passé. Je l'écoute égrener tout ce qui va bien. En même temps, je recherche des signes objectifs de décompensation. Et bien sûr, j'en trouve. Dans les paramètres de surveillance qui s'affichent sur l'écran à côté de son lit. Dans les résultats des examens sanguins et radiologiques qui viennent d'être effectués. J'évite soigneusement de les commenter un par un. Elle trouverait forcément mille manières de les contredire, et de conclure qu'ils sont faux ou qu'ils ont été mal réalisés. Je me contente d'une brève synthèse précisant qu'elle doit se reposer un peu, avec de l'oxygène. Mon ton est ferme, indiquant que ma conclusion est sans appel. Elle le sait. Elle préfère ne pas intervenir car elle a compris que la partie de jeu était terminée et que je ne reviendrai pas sur mes décisions. Les minutes qui suivent sont toujours très touchantes et attendrissantes. La conquérante a laissé la place à une enfant en attente de réconfort et de marques de douceur et d'affection. Que, bien évidemment, elle reçoit !

Quelque part, Chloé est soulagée. Comme à chaque fois, lorsque j'estime que la maladie prend un peu le dessus et que je l'exprime fermement, son comportement se modifie. Ce matin, elle quitte lentement la position assise de reine au milieu de ses sujets, allonge le corps pour plus de détente, puis ferme à demi les yeux. Son visage semble s'apaiser. Elle n'a plus à paraitre ni à donner le change. Elle accepte le repos imposé, reconnaissant, sans le dire avec des mots, qu'il est nécessaire. Son silence me confirme qu'elle accepte son état de faiblesse, le temps de reprendre quelques forces. Ces passages de la vie débordante à l'acceptation de la lassitude sont toujours étonnants.

Mais je ne suis pas inquiète. Chloé a des ressorts impressionnants. Même si les résultats de ses examens de contrôle ne sont pas bons, on a toujours avec elle l'illustration qu'ils ne peuvent être les seuls paramètres à prendre en compte pour les choix thérapeutiques. L'écart entre les alarmes allumées par les informations des tests et la condition physique que nous pouvons observer est très souvent déroutant. Avec le temps on s'y habitue, mais le risque n'est jamais loin de passer à côté d'une véritable dégradation. Toujours repenser notre niveau de vigilance et le réactiver le plus souvent possible. Un vrai défi parce qu'on aimerait tant pouvoir évoluer dans un registre qui intégrerait le mot amélioration évoluant vers celui de guérison. Or, c'est impossible. La génétique est là, avec ses erreurs moléculaires qui ne se réparent pas, tout au moins pas encore pour celles qui signent les pathologies que nous prenons en charge. Vraiment dur aussi pour nous les soignants. Surfer en permanence sur les flots des nuances qui jamais n'iront au-delà du « un peu mieux » aujourd'hui. Avec le temps, on arrive à apprécier ces petites concessions d'un destin cruel.

7. Avec Gilles

La médecine des maladies chroniques est très particulière. Ces maladies sont complexes avec toutes les difficultés inhérentes à leur diagnostic, ainsi qu'à leur processus évolutif si variable et dans nombre de cas imprévisible. Une de leurs particularités tient aux liens tissés dans le temps long avec les patients. Dans l'environnement pédiatrique, les enfants racontent beaucoup et nous entrons presque naturellement dans leurs familles. Les parents eux-mêmes nous font partager beaucoup de moments de leur vie. La dimension de ces relations nous rassemble dans un partage de confiance qui est essentiel. Au fil des mois et des années, les attentes des uns et des autres évoluent. Pour nous les soignants, nous inscrire dans le quotidien de l'enfant est essentiel. Cela permet de placer la maladie dans une réalité indissociable de son développement physique et psychique. Il doit faire avec. Et la continuité de la prise en charge que nous assumons facilite cette intégration.

Bien entendu, toutes les situations médicales et familiales sont uniques. Nous devons nous adapter. Et au fond de nous, trouver la juste mesure de la relation que nous pouvons vivre avec nos patients. Cela n'est jamais aisé. Spontanément, une grande empathie s'exprime pour un enfant qui souffre. Elle joue un rôle clé dans la mise en place de l'action médicale. Elle nous porte. L'émotion ressentie au contact d'un petit malade nous envahit rapidement. C'est ainsi. Néanmoins, nous savons que nous allons devoir travailler cette émotion pour la rendre vivable et nous permettre d'exercer notre rôle de soignant le mieux possible.

Que de fois l'envie nous prend de nous abandonner à la tendresse qui nous étreint quand l'enfant nous parle par son regard. Ses yeux rencontrent les nôtres et rentrent en nous dans une communion si intense. Oui, nous savons qu'il souffre. Non, nous ne voulons pas sa souffrance. Voilà le dilemme éternel. Parce qu'il nous est très difficile sans les mots de dire la vérité sur la maladie. Or, la relation surtout chez les plus jeunes ignore les phrases d'explication. Seules comptent les expressions du visage, les nuances des sourires, la musique de la voix et des sons. C'est tout cela le lien qui nous unit. Et il faut savoir jouer de ses variations pour rester dans la réalité de la situation tout en maintenant l'espoir du meilleur. Aucune formation ne donne les codes qui permettent d'allier efficacement exigence scientifique et humanité.

Lorsque nous sommes auprès d'un enfant, nous devons dans l'instant actionner toutes les formes d'interaction qui s'offrent à nous pour appréhender au mieux son état non seulement physique mais également psychologique. Et c'est là que la dimension de maladie au long cours prend toute son importance. Au fil des consultations et des hospitalisations, des signaux de toutes sortes sont mis en action avec leur système d'alerte. Ce sont des silences, des mutismes, des questions esquissées ou esquivées, des inconforts dans la conversation, des regards qui se troublent. On les note, on les répertorie. Et progressivement, on est en mesure de repérer que quelque chose d'inhabituel se passe. Bien sûr, on se penche avec encore plus d'attention sur l'analyse médicale de la situation. Et puis, on élargit la recherche. On observe la famille proche et on retourne vers l'enfant. On répète cette séquence avec discrétion pour mieux apprécier l'environnement de vie.

Que de fois, avons-nous pu ainsi identifier des situations de grandes difficultés qui inscrivent nos actions dans un registre plus large que celui de la maladie pour laquelle nous assurons la prise en charge. L'une des dernières en date concerne Gilles, un de mes patients de 12 ans, porteur d'une maladie génétique certes sévère mais encore relativement stable. Sans grands changements dans l'expression de sa pathologie au cours de l'année. Gilles parle peu et son regard est fuyant. On pourrait le décrire comme introverti, mais ce qualificatif résonne de manière incomplète. Il donne souvent l'impression de vouloir garder secret une partie de lui ou plus exactement une réalité enfouie. Bien sûr, il faut respecter cette distance. Mais, de plus en plus, je crois décerner en lui une souffrance grandissante.

Lors de la dernière consultation, il était encore plus mutique que de coutume. D'ordinaire, toutes les personnes présentes dans le bureau étaient pareillement concernées par son attitude distante, avec des réponses aux questions qui ne prenaient la forme que de monosyllabes à peine audibles. Mais cette fois-là, il a ostensiblement manifesté d'ignorer sa mère, qui l'accompagne à toutes les visites. Aucun regard pour elle lorsqu'elle lui parlait. Aucune réponse à ses interrogations. Chose très rare, j'étais devenue son unique point de contact. Bien sûr, j'ai saisi cette considération nouvelle. Avec la retenue nécessaire pour ne pas briser un élan si inhabituel.

Certes, on ne peut dire que les échanges qui ont suivi entre nous ont été fournis. Mais, pour une fois au moins, ils ont existé. Et m'ont permis de mieux observer les rares expressions qui ont animé son visage. Qu'ai-je identifié ? Une volonté de ne pas être entrainé dans le déroulé habituel de la consultation, et surtout d'exclure l'intervention de sa mère, de faire comme si elle n'était pas là. Une distance agressive qu'il tentait d'imposer, comme une forme de rejet à son égard qui semblait l'envahir et le dominer. Je n'avais jamais vu chez lui de manifestations quelconques de contentement ou de mécontentement. Rien. Toujours le même état figé, fermé. Souvent désespérant. Avec le temps, je m'étais habituée à ne rien attendre. Difficile dans ces conditions de nourrir efficacement et harmonieusement la relation patient médecin.

J'ai observé tout cela et bien sûr je n'ai rien dit. Mais cette consultation m'a troublée. Troublée et alertée. Ce garçon d'ordinaire si impénétrable. Avec ses lunettes démesurément grandes comme pour mieux le cacher, et leurs verres si épais qu'ils rendaient presque invisibles des yeux très espacés. Ses cheveux dont on devinait mal la couleur tant ils étaient coupés ras, révélant une forme de crâne étrangement asymétrique. Ses oreilles presque recroquevillées sur elles-mêmes, comme pour ne pas entendre. Sa bouche mince et crispée. Son menton fuyant lui aussi. Son corps maigre, tassé sur sa chaise. Et puis, ses vêtements invariablement dans les gris et bruns, sans formes. Rien pour attirer l'œil. Rien pour nourrir le plaisir de le retrouver.

Ses consultations sont programmées tous les deux mois. Je profite généralement de cet intervalle pour réunir l'équipe des professionnels qui participent à son suivi, médecins, infirmières, psychologues. Tous nous partageons les mêmes interrogations. Décidément, son comportement nous interpelle. Comme s'il se trouvait dans un espace fermé, isolé, pour se protéger d'une réalité difficile à supporter. Ensemble, nous tentons d'envisager des explications et des solutions pour l'aider. Ce partage, s'il ne nous fournit pas la clé du ou des problèmes, nous aide à structurer notre vigilance.

Quelques mois plus tard, un élément pourtant anodin va précipiter l'ouverture de ce huis clos si énigmatique. Lors de ses venues programmées, plusieurs consultations dans différents services se succèdent avec une séquence d'agenda très serré. Ce matin-là, la mère de Gilles oublie son sac dans le taxi. Panique. Elle s'agite dans tous les sens pour retrouver le véhicule. Mais les rendez-vous de Gilles ne peuvent attendre. L'enfant est donc mené sans sa mère dans les étages où sont réalisés les examens. Un grand désordre s'ensuit et les divers rendez-vous prennent du retard. Si bien qu'à l'heure fixée pour ma consultation, la mère, qui a enfin récupéré son sac, est là, mais sans Gilles, encore retenu en radiologie. Que faire ? Prendre un autre patient ? Mais, c'est toute l'organisation de la matinée qui sera perturbée. Car il est bien connu, et surtout à l'hôpital, que le temps perdu ne se rattrape jamais. Ce temps qui manque toujours ! C'est alors que dans un éclair, je réalise l'opportunité de la situation. Echanger seule avec la mère, sans le souci d'écarter l'enfant puisqu'il n'est pas là pour de bonnes raisons.

La mère est maintenant assise dans le bureau, en face de moi. Je prends conscience que je ne l'ai jamais vraiment regardée, tant elle semble presque invisible. Presqu'autant que son fils. Son visage que je détaille enfin est flou. Etrange qualificatif, mais il est pâle et gris, entouré de cheveux ternes, d'une couleur claire indéfinie, frisottants et envahissant ses joues et son front. Dans l'espace restreint que la chevelure ne recouvre pas encore, les yeux que je devine d'un brun clair, sont petits, sans éclats, disparaissant presque derrière des lunettes aux verres très épais. Je cherche son regard, mais ne le trouve pas. J'observe alors ses mains. Elles sont posées sur ses genoux. Etrangement, à la différence du reste du corps tellement immobile, elles sont animées de mouvements répétés d'enroulements ponctués d'écrasements des doigts. Je les fixe avec un grand étonnement et suis tellement absorbée par ce manège inhabituel que j'en oublie presque la personne qui les mobilise ainsi.

Alors la mère, sûrement mal à l'aise dans ce silence qui nous entoure et que je n'ai pas cherché à rompre, lève sa tête vers moi. Et pour la première fois, nos regards se rencontrent. Quelques secondes de tension, d'immobilité lourde dans la clarté voilée de la pièce de consultation. Et puis brusquement, elle détourne son visage, et, dans une sorte de glapissement strident, éclate en sanglots. Tout son corps semble se rassembler dans la douleur qui l'étreint. Je ne peux rien faire. Je reste sans voix, moi-même sidérée devant l'expression d'une souffrance inouïe qui envahit chaque parcelle de son être.

Je ne me rappelle pas avoir déjà été spectatrice d'une telle explosion de décomposition. Les hurlements se font de plus en plus vifs. Ils finissent par alerter le personnel présent dans la pièce à côté de mon bureau. La poignée de la porte se soulève ; un entrebâillement se profile que j'arrive à stopper. Mais, la mère a perçu ces nuances qui rappellent que nous sommes dans un lieu public particulier qui se prête peu à des cris sans fin. Alors, la tête enfouie dans les mains, d'une voix presque atone, tellement à l'opposé des secousses si bruyantes qui l'animaient toute entière les secondes précédentes, elle prononce ces quelques mots : « c'est la fille, et le père qui la détruit, et Gilles qui est témoin de ces horreurs ». Tout est dit, rien à ajouter.

Je laisse le silence s'installer. Au fond de moi, ahurissement, stupeur, émotion, tout cela se mêle dans un désordre absolu. Comment répondre ? Si peu préparée à de telles révélations, je me retrouve projetée dans une dimension qui ignore mes compétences. Ai-je bien compris le message entendu ? Je me perds moi-même dans un abîme de perplexité. La mère lève alors la tête et rejoint mon regard avec dans les yeux une infinie tristesse, mais que je perçois presque libératrice. Oui, c'est cela, elle a enfin dit le fardeau. Elle a osé et est prête à assumer la suite.

Notre position de soignants certes autorise toutes les confidences. Mais ce n'est qu'une étape. Il faut ensuite très rapidement apporter l'accompagnement le plus adapté. Je ne réponds pas aux paroles de la mère parce que je sais que tous les mots prononcés dans de tels moments peuvent être sources d'interprétations erronées. Je me lève et m'approche d'elle le plus calmement possible. Ma main se pose sur son épaule comme pour lui signifier que mon aide lui est acquise. Puis j'ouvre la porte en murmurant que je reviens très vite. Le temps pour moi d'assimiler un peu ce qui vient de se passer, de tenter de contrôler l'émotion qui m'a envahie, et de réfléchir rapidement à la stratégie à adopter. Heureusement, nous sommes un jour de semaine, en matinée, et toutes les structures de l'hôpital sont en activité. Le contact est alors pris avec l'équipe d'accueil spécialisée dans la prise en charge de ces situations, dont une antenne se trouve dans le bâtiment voisin. La responsable arrive rapidement et je l'introduis auprès de la maman. A notre entrée, celle-ci s'est ressaisie. Quelques trainées de larmes sillonnent son visage, mais l'agitation bruyante a disparu. Elle redresse la tête et nous regarde presque avec confiance. Son combat est engagé et je réalise à quel point l'ouverture proposée est celle qu'elle devait attendre depuis longtemps. Elle est prête maintenant. Tout se met alors en place très vite pour organiser la prise en charge de Gilles et sa famille par les personnels et structurés adaptés.

Dans notre quotidien, nous sommes confrontés en permanence à des réalités d'une grande dureté. Nous devons les vivre et souvent les porter. Dans l'environnement professionnel, les mille détails de la vie hospitalière sont autant de précieux petits piliers qui nous soutiennent et nous permettent d'avancer et d'assurer les exigences de la journée. Pas de temps pour se poser et s'aventurer dans des réflexions complexes. Alors, on se réfugie encore et encore dans l'action.

Lorsque le temps vient du retour à la maison, les émotions contenues se rappellent rapidement à nous. Ce soir-là, c'est bien sûr celles associées à la révélation du drame vécu par Gilles et sa famille. Que de questions dans ma tête ! Comment ai-je pu ne pas voir avant ce qui se passait ? Alors mêlant réalités et imaginaires, je réinterprète des moments passés avec eux dans mes consultations. Je vois des regards entre eux pour encourager sûrement leurs silences. J'entends les interruptions de la mère lorsque Gilles parlait de cauchemars. Je n'ai pas cherché à comprendre pourquoi il insistait tant sur son souhait d'avoir une chambre à lui pour mieux dormir disait-il. Ai-je failli ? Oui, probablement. La culpabilité me saisit. J'essaie de me rassurer en invoquant mes activités surchargées.

Mais est-ce acceptable ? A nouveau le doute. Qui ne doit pas m'envahir, car c'est le moment où enfin je rejoins ma famille. La clé à peine tournée dans la serrure, une autre ambiance m'accapare. D'autres sonorités, d'autres exigences aussi. Un nouvel espace de vie s'impose en quelques fractions de seconde. Les enfants, qui bien sûr ignorent complètement les difficultés de ma vie en-dehors d'eux, m'entraînent dans un nouveau tourbillon, cette fois léger et salvateur. Les angoisses fondamentales s'estompent vite, pour vivre pleinement dans le plaisir d'une harmonie familiale renouée.

Ce n'est que plus tard, quand la nuit s'est imposée, quand les enfants ont rejoint leur sommeil, que le silence laisse les pensées de la journée reprendre leurs cours. Je le sais, c'est toujours un moment difficile car rien ne peut contrôler leur débordement. Je sens monter au fond de moi ce soir-là un sentiment d'échec. Comment acceptons-nous ces rythmes de travail effrénés qui nous éloignent de cette partie de notre métier qui nous lie au plus profond de l'humain. A nouveau, je me plonge dans des films inutiles. Je revois les séquences de la prise en charge de Gilles depuis plusieurs années. J'essaie de trouver de petits détails qui auraient dû m'alerter. Mais tout cela est dangereux. Je le sais. Nous ne pouvons saisir que des images ou plutôt des impressions du passé, façonnées par une mémoire sélective qui se mêle à notre imaginaire. Nous n'avons aucunement la capacité de reconstituer les faits et les contextes dans lesquels ils ont été vécus. Sûrement demain, je rechercherai les documents de synthèse des consultations et hospitalisations de Gilles. J'essaierai d'en extraire des informations que je tenterai d'interpréter à la lumière des révélations de ce matin.

Je sais d'avance que cet exercice ne sera pas aidant. Nous consignons dans nos rapports des éléments factuels. Nous pouvons écrire qu'un enfant parait triste ou inquiet. Et alors ? Cela n'exclut pas une simple réaction à une souffrance physique. Je sens que je m'enlise dans un abîme de déductions toutes aussi erronées et stériles les unes que les autres. Une forme d'épuisement mêlée à une tristesse presque irrésistible commence à m'envahir.

Dans ces situations de grande souffrance personnelle, il y a Georges. Un réceptacle sans limite pour recueillir l'angoisse qui m'étreint. Puis, pour m'aider à la dépasser. Car elle ne peut s'éteindre. Notre métier porte en lui la source de ce tourment. Ceux qui nous consultent entrent dans notre vie sans que nous l'ayons choisi. Et, nous ne représentons pas seulement le savoir. Lorsque nous donnons notre science, il y a un retour comme dans toute relation. Une sorte d'échange, du registre de l'humain. Une confidence, une émotion. Et puis très vite, comme un feu qui s'allume, une intrusion dans notre vie secrète. Il faut apprendre à ne pas se dévoiler, à ne pas exprimer ce que nous ressentons, à entretenir les échanges dans une relation forcément déséquilibrée. C'est essentiel, mais si difficile.

Avec le temps, notre lien avec les enfants que nous soignons évolue. Lorsque nous débutons la profession, l'urgence n'est pas tant le patient que la médecine dans ce qu'elle rassemble de savoirs. L'obsession est de connaître le mieux possible les différents domaines cliniques pour ne pas avoir à affronter l'erreur médicale, la terreur absolue. C'est l'objet de toutes les discussions. On partage sans limite les situations de faillite ; on les commente ; on les diffuse. Comme si s'en être longuement nourri et même imbibé, comme le ferait une éponge, nous garantit une forme d'immunité. Plus ces expériences se renouvellent, et plus nous nous sentons aguerris. Et pendant tout ce temps, la personne qui demande nos soins nous absorbe essentiellement dans sa composante clinique.

En pédiatrie, la dimension non médicale des jeunes patients s'insinue en nous par des chemins bien différents de ceux des adultes et nous oblige à la prendre en compte. Pas simple, il faut trouver les mots. Et là, les dictionnaires et les langages ne sont pas universels. Il faut les imaginer, les tester, les rectifier, les adapter, pour pénétrer le petit monde de chacun des enfants. C'est sûrement tout ce travail de préparation, qui n'a rien à voir avec la maladie, qui structure la relation de confiance que nous devons impérativement mettre en place.

Alors, munis d'outils de communication élaborés au fil de l'eau, nous avançons sur une route que nous pensons efficacement tracée pour affronter toutes les batailles de la maladie. Mais nous ne sommes pas les maîtres du jeu. Sans le vouloir, inconsciemment, les enfants arrivent à trouver les petites portes qui protègent notre domaine intérieur. Habiles, ils arrivent à les ouvrir. Et pas à pas, ils empruntent les sentiers qui s'enchevêtrent et se mêlent au plus profond de nous. Leur envahissement peut devenir incontrôlable et il est essentiel de mettre en place une protection efficace.

Préserver notre liberté pour exercer sereinement notre mission de soignant est une exigence non négociable. Mais cela n'est pas simple, car la relation qui se crée avec les patients se nourrit aussi d'une communion plus personnelle. Et nous sommes naturellement enclins à l'alimenter, tant les liens profonds ainsi partagés nous apportent force, soutien et reconnaissance pour la suite de notre parcours.

Dans le tourbillon des inquiétudes qui trop souvent nous emprisonnent dans un fonctionnement de contraintes imposé par la rigueur médicale, il est nécessaire de pouvoir rejoindre un monde personnel qui échappe à l'emprise du quotidien de la maladie. Un domaine à soi, hors d'atteinte des autres. Pour faire vivre notre paix intérieure. Et se laisser aller à des joies simples et furtives.

Ce soir, comme très souvent, je rejoins Notre-Dame dans la nuit qui l'entoure. Plus que sa beauté, c'est son âme que je recherche. Une âme toujours offerte, pour se réfugier en elle et se laisser aller. Il y a nécessairement un temps de transition pour se libérer des idées un peu noires et se rendre disponible pour une autre expérience. Celle de l'infini, de la présence visible et invisible, de la délicatesse, de l'émotion. Toujours les mêmes émois et étonnements. Dans l'ombre du soir, la cathédrale est à première vue noire, massive, redoutable. Mais il y a ses tours. Ses tours qui dessinent un élan de légèreté, et permettent d'accrocher un regard qui accompagne leur jaillissement vers le ciel.

Que me disent-elles ? Que tout est possible. Car même dans la nuit profonde, elles sont comme des invitations au dépassement. Elles sont une réalité qui repousse au loin les limites de notre propre réalité. Tout se mêle dans une dimension rassurante et bienveillante. Je sens alors monter en moi une confiance dans l'espace qui nous entoure. Je gravis une à une les pierres qui composent l'édifice. Elles sont tout d'abord bien visibles, dessinant dans une géométrie parfaite les limites du monument. Puis, dans un élan qui me surprend toujours, je poursuis lentement leur ascension dans un cheminement méthodique, érigeant une construction imaginaire qui repose fermement sur un socle façonné par les siècles. Je monte ainsi plus ou moins haut. Tout dépend des émotions qui m'habitent pour retrouver une forme de paix intérieure.

8. Léonard et l'évidence de vie

Léonard est devant moi. Bruissant de vitalité. Et toujours aussi étonnant. Je me demande quelle histoire il va bien pourvoir inventer aujourd'hui. Ou plutôt dans quelle nouvelle réalité il va m'entrainer. Un personnage prodigieux qui crée l'instant et parvient à intégrer dans ce nouvel espace ceux qui sont autour de lui. On ne peut pas ne pas rejoindre Léonard dans son monde imaginaire. Ou si difficilement.

Léonard interpelle. Son authenticité et sa spontanéité nourrissent, dans une dimension si particulière, les réflexions sur les questions essentielles. Il y a chez lui la vie avant tout. Et il y a aussi la maladie. Il le sait, le combat est permanent. Mais il n'y a pas de révolte, pas de plainte. Comme s'il avait compris et accepté les limites de sa condition. D'une façon évidente et fondamentale, sûrement dans un cheminement dont il n'a pas conscience. La force qu'il en tire lui permet de pleinement porter l'élan vital qui l'anime. Et de le faire partager à ceux qui l'entourent. Là est toute la magie de Léonard. La mesure-t-il ? Difficile de le dire. Il est dans une dynamique de vivre la vie, ses élans, ses instants. Tout entier. N'envisageant pas demain avec ses risques et ses inconnus. Non, demain sera comme aujourd'hui, comme hier, dans un imaginaire assumé. Un peu comme un funambule sur son fil, porté par l'énergie d'avancer simplement.

Léonard le funambule. Il a cette capacité hallucinante de pouvoir nous faire croire à l'issue joyeuse de son périple. Que de fois, je me suis demandé ce qu'il ressentait au plus profond de lui. Cette question, je me la repose dès que je suis en sa présence. Lorsqu'il est loin de moi et que je suis amenée à penser à lui, la magie s'efface. Je vois un jeune garçon avec sa maladie et les contraintes qu'elle impose, et bien sûr les évolutions difficiles qui vont se manifester sans forcément prévenir. Je m'imprègne encore et encore de son dossier. Je scrute les courbes d'évolution de sa pathologie avec tous les paramètres dont nous disposons. J'ai envie de croire que la légère dégradation de sa fonction respiratoire n'est que temporaire. Mais rapidement, je redeviens la soignante, celle qui peut et qui doit agir librement par rapport à la maladie pour mieux la combattre. C'est cela qui nous est demandé. C'est notre engagement. Il doit prioriser nos actions.

Le voilà ce matin, les cheveux gominés à l'excès, rejetés en arrière. Les yeux brillants, le sourire ravageur. Le corps en mouvement, dans une excitation mal contenue. Il se précipite vers moi, me tend son visage pour un premier baiser, et me lance un « tu vas bien ? ». Puis, il ralentit son rythme, place sa chaise au centre de la pièce, et s'assied, un livre sur les genoux. Vraiment étrange. Léonard n'est généralement pas dans l'activité calme de la lecture. Je décide de ne pas y prêter attention. Je lance la discussion sur ce qui s'est passé depuis la dernière consultation, les traitements qu'il a pris, ou plus exactement peut-être pris car avec lui les mots sont souvent éloignés de la réalité, ses activités récentes et celles qu'il programme. Je sens dans ses réponses une forme d'agacement. Ce n'est manifestement pas le sujet qui l'occupe en cet instant. Il veut mon attention sur autre chose. Je l'ai bien compris, mais je n'ai pas vraiment le temps de me laisser envahir par une de ses nouvelles lubies. Car c'est exactement cela. Les fantaisies de Léonard !

Alors, il force la situation et grandiose me lance : « Tu vois ce livre, c'est le livre des psaumes. J'en lis tous les jours maintenant ». Je suis abasourdie. Léonard a trouvé un chemin qui passerait par lecture ! Je le regarde dans un état d'incrédulité absolue, incapable de dire un seul mot. L'expression de mon visage doit bien refléter mon degré d'ahurissement. Et cela lui plaît. Il se lance alors dans une succession de paroles qui disent son cœur en fête et les délices de l'éternité. « C'est dans le psaume 103 », précise-t-il. « Ou peut-être dans un autre, car il y en a tellement et je les mélange ». Il ajoute aussi que ce qu'il aime et comprend c'est que la joie fait gagner des forces et peut guérir sa maladie. Et puis il y a aussi l'éternité qui est promise. Et cela, il adore.

Muette, je reste muette, attendant la suite. Il éclate alors d'un rire de bonne humeur. Sa spontanéité dans cette séquence est prodigieuse. Avec une telle authenticité que seul l'instant compte. Peut-être m'apprêtais-je à lui poser des questions banales : « Qui t'a donné ce livre ? depuis quand le lis-tu ? qui t'aide à le lire ? ». Mais tout cela aurait été en profond décalage avec le moment très irréel qui nous étions en train de vivre dans cette petite pièce de l'hôpital. Alors pas de mots. Des regards échangés toujours, venant de lui, pleins de lumières, d'éclats, et de pétillements. Des regards qu'il m'adresse naturellement légers et profonds à la fois. Oserais-je dire presque surnaturels ? Oui, pourquoi pas.

Léonard n'avait jamais évoqué auparavant les livres et la lecture. Sa scolarité a toujours été des plus fragmentées et je serais bien incapable d'avoir une quelconque idée de son niveau d'étude. Bien entendu, dans la prise en charge des enfants, une attention particulière est portée à l'école et l'éducation, et les informations recueillies sont consignées dans son dossier. Les contacts sont pris régulièrement avec les enseignants. Pour Léonard, l'investissement scolaire est des plus limités. Les équipes pédagogiques mettent toujours en avant sa maladie qu'il utilise sans limites pour expliquer ses absences très fréquentes, les cours non appris, les devoirs non rendus. Il dit souvent qu'il n'aime pas le rythme de travail imposé par les professeurs. Qu'ils ne donnent pas envie d'apprendre. Alors, faire référence aux psaumes ! Une façon de parler de lui, de jouer un nouveau rôle ?

Il a bien fallu rompre le charme et la torpeur bienfaisante qui s'installaient. C'est lui le premier qui est intervenu. Et ses mots ont été improbables : « Tu veux que je te prête le livre ? ». Je n'ai pas su répondre à sa question. Le non, le oui, le on verra, aucun n'était une option possible dans cette situation surréaliste. J'ai marqué un silence, comme une porte qu'on ferme pour protéger un jardin secret, et je suis revenue à des questions médicales, reprises à chacune des visites, renouant ainsi avec la vie du quotidien.

Le soir, dans ce petit moment à moi, je revois la séquence Léonard. Je suis toujours tentée de croire ce qu'il me raconte. Ou plutôt ce qu'il invente. En fait, peu importe. Ce sont ses mots qui me touchent. Là, devant Notre-Dame, la résonnance de ses paroles m'élève dans une douceur un peu mystique. Il a si bien dit la joie triomphante avec une musicalité de la voix légère et entêtante. Une petite mélodie qui s'est inscrite dans ma tête. Elle dit une chose essentielle. La force de vie que nous devons tous rechercher et chérir. Et qui guérit.

Léonard a-t-il conscience de ce qu'il transmet ainsi ? A priori, on pourrait penser que non. Sa façon d'être, c'est avant tout l'immédiateté. Saisir le moment, le vivre intensément au gré de ses envies, de ses plaisirs, et de ses émotions. Mais si on tente d'aller un peu plus loin, on est amené à considérer tout ce qui compose sa vie. Au-delà des instants joyeux qu'il nous fait partager avec bonheur, il y a une réalité plus dure. Celle de la maladie qu'il connaît depuis toujours. Elle se rappelle à lui au quotidien par ses manifestations qui vont et qui viennent, sans prévenir. Par ses traitements permanents sans lesquels il ne pourrait respirer et se nourrir. Il vit tout cela en pleine conscience, forcément. Donc, il est contraint de ne pas ignorer la sévérité de ses problèmes de santé. S'il arrive à ne pas se laisser envahir par eux, c'est qu'il a réussi, par tous les moyens qu'il a pu trouver, à les cadrer. Ils sont présents, mais confinés dans l'espace qu'il a bien voulu leur donner. Tous les jours, il mène sa bataille personnelle. Sans relâche, il doit renforcer les murs qui encerclent sa maladie. Ils sont si fragiles. Il le sait. Mais ce qu'il sait surtout, c'est le plaisir d'être le plus fort.

Sous le ciel étoilé, le croissant de lune se dessine, magnifique. Ce soir, il a cette forme si particulière d'une parenthèse ouvrante. Celle que je préfère, avec son élégance exquise de finesse intemporelle. J'imagine alors une fleur qui s'arrondit pour nous protéger. Celle qui me vient à l'esprit est une tulipe pivoine aux tons pastel avec un dégradé couvrant la palette délicate du rose léger au blanc de porcelaine. J'inclus dans ce moment hors du temps l'émotion que m'a fait partager Léonard. Léonard ne peut savoir ce qu'il nous donne à nous soignants. Une richesse de réflexion et d'introspection qui se répand en nous et nous envahit dès que l'on s'autorise un peu de recul pour mieux s'éloigner de la fébrilité du quotidien. Quelques instants sont même suffisants pour prendre la mesure de notre propre élan intérieur, et tenter de comprendre l'inestimable valeur de la vie. Ces moments si particuliers trouvent souvent leur cadre dans la contemplation du ciel et de Notre-Dame.

La lumière au-delà de la nuit. Comme la vie au-delà de la mort. Léonard, comme beaucoup d'autres jeunes patients, a une connaissance intime profonde de sa maladie. Il ne peut aller contre. Son environnement du quotidien le lui rappelle en permanence. Il saisit nos inquiétudes, mais il ne les traduit pas en danger ultime. Il ne crie pas un quelconque désespoir. Il n'est pas dans la vision d'une échéance irrémédiable. L'idée de la mort lui est étrangère. Tout simplement, il ne la pense pas. Il est dans la vie, en la composant instant par instant. Des moments difficiles peuvent survenir, s'imposer, mais il n'en retient que le côté éphémère. Vite le souffle de la vie reprend le dessus. Son élan lumineux éteint avec une énergie renouvelée les sombres pensées. Essayons, nous les adultes, de nous laisser envahir par cette évidence de la vie. Elle est une réalité. Elle a un sens. Elle nourrit tous les espoirs de guérison et de liberté.

9. Le temps des études

La fin de la consultation et la lente remontée des escaliers pour retourner dans mon bureau sont une transition bienvenue pour renouer avec d'autres réalités. Celle qui s'annonce est le cours à donner aux étudiants en médecine. L'horaire en est toujours inadapté. On est au tout début de l'après-midi, et, le plus souvent, pris par leur stage hospitalier, ils n'ont pas eu le temps de déjeuner. Entre la fatigue, la faim, et les bâillements répétés, les manifestations d'intérêt pour ces enseignements sont plus que limitées. Il faut essayer d'être le plus possible interactif pour faire passer les quelques messages clés. C'est un registre bien différent de celui de la clinique, avec ses codes et ses habitudes. Comme toujours le premier rang récupère les motivés, ceux qui vont poser des questions. Les autres s'éparpillent derrière et sortent leur portable, malgré la consigne inscrite sur les murs de laisser éteints leurs appareils. A ce stade, il est illusoire de chercher à intéresser ceux qui ne le souhaitent pas. Peu importe. Le cours se fait avec la poignée d'étudiants investis.

Les très nombreux moments passés avec les étudiants me replongent souvent dans l'incroyable aventure de l'entrée en médecine. La première année à la faculté, toute entière centrée sur le concours qui décidera de la suite de notre parcours. Le sésame qui nous hante, nous oblige dès notre inscription. Ce sont des mois inoubliables d'une tension et d'un stress inouïs, tant ils conditionnent notre projet de vie de et son orientation.

Avec le temps je me souviens surtout du rythme de travail que nous nous imposions. Travailler toujours plus pour ingurgiter encore plus. Effrayant. Le mot ingurgiter est particulièrement adapté car le système des examens qui existait alors imposait une connaissance de sujets que nous découvrions les uns après les autres dans un désordre absolu, sans cohérence logique. La compétition entre nous tous était terrible et féroce. Il fallait prendre d'assaut le matin très tôt, dès l'ouverture des portes, les amphis et les places qui permettaient de saisir le mieux possible les informations données par les professeurs. Les bousculades pour être parmi les premiers étaient dépourvues de civisme. Chacun pour soi était la règle d'or.

Très rapidement, nous pouvions repérer autour de nous les étudiants qui semblaient avoir une chance d'être admis et ceux qui s'éloignaient du succès. Nous apprenions ainsi à identifier les réels compétiteurs. Nous nous jaugions. Et nous développions une expertise redoutable de déstabilisation. Les stratégies que nous élaborions, même inconsciemment, devaient nous permettre de nous approprier le savoir-faire des autres en ne dévoilant pas le nôtre. Le but était de démultiplier nos mécanismes d'apprentissage pour engranger un maximum de connaissances. En débutant cette année du concours, nous n'avions pas la moindre idée des techniques de travail requises. Il fallait les découvrir et les assimiler le plus rapidement possible. Et puis, donner l'illusion que notre savoir était débordant. Un vrai jeu de dupe. Mais tout était permis pour intégrer le tout petit groupe des étudiants qui décrocherait leur première année.

Nous devions apprendre très vite les lois du concours et son cortège d'impératifs. Travailler sans relâche et plus aujourd'hui qu'hier. Ces précieuses heures pour assimiler les cours, il fallait les prendre sur tout ce qui nous éloignait de la connaissance médicale. Petit à petit, notre cercle de vie se rétrécissait et nous isolait dans une bulle à la paroi opaque et d'une résistance à toute épreuve. Nous avions chacun élaboré cette structure unique qui était notre refuge, destiné à nous rendre le plus performants possible. J'avais ainsi un planning des plus rigoureux, avec cinq heures de sommeil et une demi-heure de sieste. Les repas étaient légers, voire frugaux, et pris à heure fixe. La seule chose qui était hors programmation était le café. Sans limites. Un compagnon absolu pour absorber les mille tensions du travail.

J'ai vécu à deux reprises ces moments très particuliers de préparation des concours. Celui tout d'abord de l'examen de fin de première année qui ouvre la porte des études de médecine, et puis cinq années plus tard celui de l'internat. Entre ces deux compétitions, les enchainements à un rythme très soutenu des formations universitaires et hospitalières nous ont laissé peu de répit pour découvrir d'autres mondes. Encore adolescente lorsque je me suis inscrite à la faculté, l'entraînement scolaire sélectif m'avait habituée au travail organisé et régulier. L'ambiance étudiante que je découvrais ne changeait pas ma motivation mais impliquait un nouvel environnement qui m'était étranger, avec ses codes qu'il fallait assimiler rapidement et faire comme si tout cela était bien naturel. J'ai ainsi réussi à me fondre dans la masse dans une forme d'indifférence générale qui m'a rapidement rassurée, et à ne pas trop penser à la fameuse initiation du bizutage.

Le bizutage. Un mot qui véhiculait tellement d'angoisses, de peurs et de fantasmes tant son spectre de pratiques et de rites pouvait couvrir toutes les formes de cruautés, allant de la vexation et de l'humiliation jusqu'aux sévices les plus odieux. Avant qu'il ne soit reconnu par la loi comme un délit, son ombre s'imposait dès l'entrée à la faculté. Et la question murmurée timidement au départ puis avec plus insistance après le premier mois de travail était : quand aura lieu le bizutage ? Nous les nouveaux arrivants n'avions aucune idée sur la façon dont ce moment était décidé et organisé. Il se disait même que cela pouvait rester secret jusqu'au jour où brutalement les portes de l'amphithéâtre se fermaient nous laissant à la merci de nos futurs bourreaux. Nous, surtout les filles, guettions donc la fin des cours, nous raccrochant à la présence rassurante des professeurs. Dès qu'ils s'apprêtaient à partir, nous nous levions pour tenter de leur emboîter le pas. Ils savaient que nous cherchions leur rempart. Mais ils n'étaient complices de rien. Leur attitude, qui clairement voulait ignorer nos peurs, était celle de connaisseurs qui avaient été à notre place en des temps plus ou moins éloignés. Ils n'avaient sûrement pas choisi ce qui leur avait été imposé. Tout cela était derrière eux. Ils avaient survécu. A nous de nous débrouiller. Peut-être certains avaient-ils été ensuite des anciens sans scrupules, féroces, entraînés dans des jeux sadiques et qui, sous couvert du mot tradition, avaient fait subir aux nouveaux des brimades destructrices. Il se disait aussi que ce rituel permettait de repérer les étudiants qui passaient l'épreuve sans trop de difficultés, et ceux-là à coup sûr sauraient gérer les situations médicales les plus difficiles. Une méthode de sélection pour identifier les plus forts psychologiquement et faire craquer les plus faibles ? On peut en douter. Ceux qui avaient franchi la barrière de la première année n'avaient plus à s'inquiéter de la compétition sans pitié imposée par le concours qu'ils avaient réussi.

Oui, l'angoisse du bizutage je la sens encore et la sentirai toujours. Elle était partout, obsédante, porteuse de frayeurs effarantes alimentées par les rares confidences des plus anciens, réelles ou inventées. Car le jeu était de nous laisser dans l'ignorance la plus totale de ce qui pourrait nous être imposé. Les semaines passées dans l'attente de l'horreur annoncée n'étaient pas propices à la concentration universitaire. Et pourtant, il fallait coûte que coûte ne pas perdre un cours, ne pas prendre un retard qui ne se rattrapait jamais, ne pas lâcher la corde que nous grimpions avec tant de difficultés et de stress. Tenir et tenir bon. Nous n'avions que cela en tête. Toute forme de vie qui n'était pas celle de la faculté avait été très rapidement bannie de nos préoccupations. Un drôle d'état lorsque j'y repense. En l'espace de quelques semaines, nous avions basculé dans un monde opaque, écrasant, juste connecté à une pâle lueur clignotante que faiblement maintenait en nous l'espoir d'un avenir plus serein.

La suite ? Je peine encore à y croire, tant elle a défié tous les scénarios que nous avions imaginés, partagés, avec toujours plus de malaises, d'angoisses et de frayeurs, au fur et à mesure du temps qui passait. Il y a eu cette année-là un phénomène météorologique effarant, brutal, bien sûr inattendu qui en l'espace de quelques heures a bousculé tout le quotidien. Une forme de tornade qui s'est abattue sur la région, dévastant tout sur son passage avec des pluies diluviennes. Des arbres déracinés ou menaçant de tomber, des toitures envolées, des voitures emportées, des flots d'eau envahissant les rues. Nous étions alors dans les locaux de la faculté. Beaucoup se sont mis à s'agiter et à crier, tellement surpris par l'ampleur du phénomène. Et puis, une forme de silence s'est abattue sur nous, tant l'ahurissement et la sidération nous ont recroquevillés dans un état de prostration rendant impossible tous mouvements et toutes paroles. Nous sommes restés ainsi groupés de longues minutes. Les bruits extérieurs étaient assourdissants, envahissants. Au bout d'un long moment, les résonnances de la pluie et du vent ont progressivement diminué, laissant la place aux sonorités habituelles des fortes averses.

Lorsque nous avons renoué avec la vie, les dégâts que nous avons découverts dans l'espace de la faculté qui nous entourait étaient impressionnants. Un chaos de matériels détruits, d'arbres, de véhicules renversés sur des sols luisants de pluie. Un pan de la toiture du bâtiment qui nous abritait menaçait de tomber. L'eau s'était infiltrée partout autour de nous. Les jours d'après ont été ceux de la mesure de l'ampleur de la catastrophe Fermeture des locaux, reports des cours, nécessaires adaptations de la programmation des contrôles et examens. Et au fond de beaucoup d'entre nous, le soulagement inespéré d'un agenda modifié, avec la certitude d'un bizutage parti en fumée ou plutôt englouti, écrasé dans la tornade. Fascinant et tellement incroyable ! Malgré la désolation ambiante, une sensation de délivrance presque enivrante. Et cette petite voix intérieure qui murmure que tout est toujours possible. Elle m'a accompagnée dans tant de situations difficiles.

La petite voix intérieure. Elle n'a pourtant pas de sons. Je ne l'entends pas. Elle est juste en moi, rien que pour moi, car personne d'autre ne peut la connaître et ne la connaîtra jamais. Elle est moi, invisible, toujours présente. Elle m'écoute sans que j'ai besoin de prononcer des mots. Elle vient du plus profond de mon être par un circuit inconnu pour m'accompagner sur le chemin de la vie. Elle est comme un guide qui me conduit sûrement là où je dois aller. Est-ce que je la façonne jour après jour ou est-ce elle qui me façonne ? Impossible à dire et inutile de s'aventurer sur ce terrain. Elle est ce que je suis, excluant ainsi tout sentiment de solitude. Je ne me suis jamais sentie seule et je sais que je ne le serai jamais. C'est aussi simple que cela. Et en même temps prodigieux ! Un vrai miracle comme celui de ma présence en ce monde. Alors puisqu'il y a miracle, une référence à une puissance supérieure peut-être céleste peut être envisagée. Il y a là quelque chose de très intime et de très secret.

Certains disent la parole intérieure. Je préfère la petite voix. Comme un flux qui m'irrigue en suivant une voie tellement fine que jamais aucune méthode, la plus sophistiquée soit-elle, ne saura repérer. Etranges ces deux mots homophones à l'étymologie si différente qui pourtant se complètent parfaitement pour décrire cette réalité qui m'imprègne. Un murmure si léger qu'il ne peut être perçu que par l'âme et une présence qui se répand et trouve son chemin si légèrement dans tout mon être.

Du bizutage à la petite voix intérieure. Une façon de rappeler que toute forme d'espoir est permise, quelles que soient les situations. C'est cela la vie. Il n'y a pas de barrières, pas de limites. Juste le temps présent qui rejoint l'infini et qui peut s'autoriser tous les rêves. Même les moments difficiles peuvent ainsi trouver leur évanouissement dans un espace insaisissable. Alors, ils deviennent surmontables si on parvient à inscrire leur temporalité dans l'instant. Les enfants font cela admirablement. Lorsqu'une forme de maladie les saisit, certes ils expriment leur douleur et leur tristesse, mais dans une échelle de durée prodigieusement courte. Demain est un autre jour, une aventure qui se construit sans contraintes, avec si peu de traces des obstacles du passé.

Et l'aventure continue. Après le concours de première année, la pression se relâche pour un moment. Commence alors une période de découverte prodigieuse. Découverte bien sûr de la liberté sous toutes ses formes, avec le cortège des responsabilités multiples qui s'imposent rapidement. A la fois réjouissante et enivrante, laissant entrevoir un avenir sans limites. Découverte du monde de la médecine, sans aucun lien avec le contexte abrutissant des mois passés dans les amphithéâtres.

Je reste convaincue de l'inutilité de la sélection telle qu'elle est imposée. Elle façonne un mode d'apprentissage qui appauvrit dangereusement la réflexion. Les méthodes retenues privilégient l'accumulation de couches de connaissances qui ne sont pas reliées les unes aux autres. Le but poursuivi est d'entreposer dans son cerveau le plus de données possible en les organisant de telle sorte qu'elles soient le plus efficacement restituées lors du concours. Mais voilà : trop d'étudiants inscrits pour un nombre de places limité. Pas d'équation. Un abattage presque aléatoire, au quart de point près. J'ai encore en mémoire le moment extrême des résultats. Cette année-là, le doyen avait décidé de les annoncer publiquement. Nous avions tous été convoqués dans le grand amphithéâtre pour entendre de sa voix les noms des reçus, du premier au dernier. Une méthode impitoyable. Un moment inoubliable. Les futurs élus et recalés agglutinés ensemble dans un espace clos et bondé duquel il était impossible de sortir. Chacun espérait. Au fur et à mesure de l'énoncé des chiffres qui se rapprochaient du nombre fatidique fixé par le numerus clausus, les regards de ceux qui attendaient se faisaient plus anxieux et une fébrilité de plus en plus intense les animait. Cela a été une expérience inutilement cruelle.

Reçue ! Fascinant, l'évanouissement brutal de la charge psychologique de cette terrible année. Dans la seconde où notre nom est prononcé par le doyen, la pression presque mortelle qui nous étreint disparaît. On est alors immédiatement et irrémédiablement projeté dans une réalité portée par une jouissance extrême. Tout de suite, on élabore le scénario d'un futur forcément grandiose. On se voit grand médecin, passionné, pleinement investi dans l'exercice clinique et dans la découverte de soins innovants, plébiscité, adulé, glorieux, sans limites.

Un moment d'exception à jamais gravé en nous. Il est vrai que l'attente des résultats dans le contexte inouï du regroupement de tous les étudiants dans un espace fermé pour entendre le verdict crée une pression insoutenable. Collés les uns aux autres, recroquevillés dans l'abrutissement des calculs que nous refaisons encore et encore en rassemblant les points que nous supputons avoir réunis. On les brasse, on les pondère, on les associe suivant l'instant à une évidence d'un succès ou au contraire d'un échec. On n'ose plus regarder ceux qui nous entourent, de peur de déchiffrer un état de satisfaction qui dans un concours signifie une place déjà assurée pour un autre étudiant et donc une de moins disponible. On se replie sur nous-mêmes. On se barricade en fermant toutes les issues possibles d'interactions, les yeux, les oreilles, jusqu'aux pensées qui ne nous sont pas favorables. Une boule de tension remplit notre espace vital, ne demandant qu'à exploser. Et soudain, l'instant magistral produit par sa déflagration qui enfin éclate en nous, nous propulsant dans la réalité du succès.

L'immersion dans la médecine enfin autorisée, légitimée ! Un plaisir profond, une entrée fusionnelle dans un monde tellement imaginé, tellement souhaité. Depuis quand ? Je dirai depuis toujours. Je n'arrive pas à situer ni préciser le point de départ de cette évidence. Avant mes dix ans, en tous cas. Ai-je été influencée par le médecin de famille de mes parents ? un homme charismatique à souhait, sûr de lui, qui semblait éliminer les situations difficiles par son seul regard. C'est comme cela qu'il se manifeste dans ma mémoire. La mort de mon grand-père adoré m'a ensuite plongée dans un abîme de pensées, cherchant le pourquoi et nourrissant un sentiment puissant de doute sur les explications données de maladie brutale qu'aucune médecine ne pouvait traiter. Dans mon imaginaire d'enfant, il y avait forcément des solutions qui tout simplement n'avaient pas été trouvées. Il suffisait de les découvrir, comme pour un jeu.

Par la suite, j'ai toujours associé le mot travail à celui de jeu. C'est-à-dire un espace de liberté permettant de résoudre toutes les interrogations, grâce aux règles qu'il faut savoir trouver et adapter. Je n'ai cessé tout au long de ma carrière aussi bien clinique que scientifique de chercher à vivre ce concept et à le partager avec eux qui m'entouraient. On peut bien sûr gagner ou perdre. Mais il en résulte toujours une dynamique qui ne peut jamais être tragique car l'échec n'est que temporaire rapidement effacé par l'investissement dans un nouveau jeu. Un recommencement sans fin, stimulant, porté par l'imagination et l'obsession de trouver des réponses à des questions impossibles.

Viennent les années de formation médicale, trop vite passées. J'ai eu la chance de pouvoir intégrer dès la fin du premier cycle l'univers facultaire de Paris. Tous les domaines de la médecine étaient accessibles. Je découvrais un nouveau monde, avec beaucoup d'étudiants et une interaction étroite entre l'enseignement et les services médicaux. Tout était effectivement rassemblé dans un périmètre limité, réunissant ainsi les conditions d'une excellente immersion. Bien située et organisée, la bibliothèque nous permettait de jongler avec des emplois du temps très fragmentés. On passait ainsi toutes nos journées dans une proximité étroite avec les enseignants et les patients. Les stages hospitaliers avec leurs gardes offraient une richesse d'exposition à toutes les situations médicales. Très vite, j'ai su que je voulais m'orienter vers la pédiatrie. Aidée par les modalités des choix de stages en vigueur, j'ai eu la grande chance de faire une importante partie de ma formation clinique dans les services pédiatriques.

10. Une situation improbable

Être cheffe de service c'est aussi accepter toutes les contraintes de l'engagement hospitalier et ses obligations de disponibilité. Ce dimanche de février, la soirée s'annonçait très plaisante après toute la journée de garde que je venais de passer à l'hôpital. Les patients avaient été nombreux, souvent difficiles et impatients. La pluie qui était tombée sans discontinuer avait rendu l'atmosphère encore plus maussade.

Avec Georges, nous avons rendez-vous avec des amis au cinéma proche de la maison. Il est temps de se préparer, d'enlever toutes les traces de travail de la journée et de se rafraichir pour un moment qui s'annonce fort agréable. La salle de bain m'appelle et je m'y précipite avec plaisir. J'aime sa luminosité, son marbre clair et ses grands miroirs. Lorsqu'on y pénètre, on est saisi par une délicieuse senteur de rose, si légère et pleine de fraicheur. Les lumières sont changeantes et je choisis celles qui sont un peu tamisées et nous enrobent dans une douce ambiance. Un petit trésor cette pièce de la maison, toujours accueillante, avec tous ses flacons disposés dans une harmonie joyeuse.

Je viens de me laver les cheveux. D'un tiroir, je saisis le séchoir. La prise électrique que je choisis ce soir-là est à côté de la grande fenêtre qui ouvre sur le jardin. Comme par magie et pour accompagner le moment festif qui se prépare, la nuit est étoilée dans un ciel sans nuage et quelques discrets chants d'oiseaux qui vont annoncer un printemps proche se font entendre.

Le son strident de la ventilation qui je viens de mettre en route est en moins de cinq secondes couvert par la sonnerie du téléphone. « Oh non », me dis-je, « pas l'hôpital, pas encore ! ». J'ai vraiment besoin ce soir de m'échapper dans un autre monde de légèreté et de plaisir partagé avec des amis. La sonnerie s'arrête. Georges ou un des enfants ont dû prendre le téléphone. J'attends. Soudain, des bruits de course dans l'escalier se font entendre et se rapprochent dangereusement de la salle de bain. « Oh, il va falloir changer de plan, prendre la voiture, et retourner à l'hôpital ! ». Encore une ou deux secondes de répit : je veux en profiter pour repousser le plus possible le moment où la vie professionnelle va reprendre le dessus.

Et voici à nouveau la voiture, puis le parking, puis le trajet jusqu'à mon service. Pas vraiment envie, mais pas le choix. Je ne sais pas exactement à quoi m'attendre car je n'ai eu que peu d'information par l'interne de garde. Il semblait perdu dans des explications qui étaient décousues. Desquelles je n'ai saisi que les mots de nourrisson, allaitement, et cris. A mon arrivée, il ne me faut qu'un instant pour réaliser l'ampleur d'une situation explosive. La porte que j'ouvre rapidement me livre une vision inattendue du service à cette heure tardive. Les lumières crues inondent le couloir central dans lequel se pressent des parents d'enfants hospitalisés. Clairement je suis attendue, car ils se précipitent vers moi en répétant les uns après les autres : « Ce n'est pas possible. Faites quelque chose ». Sûrement, mais quoi ?

C'est alors qu'au milieu de l'attroupement, je distingue deux femmes qui concentrent tous les regards et les inquiétudes. A n'en pas douter, ce sont elles la source du vacarme. Elles sont saisissantes. Se faisant face comme dans un combat, totalement déconnectées du monde environnant, gesticulant, se lançant des regards pleins de fureur, proférant des invectives, avec des sonorités vocales de plus en plus aiguës. Un état de sidération me saisit. Du jamais vu pour moi dans un contexte hospitalier. A priori deux mères. Elles sont de taille moyenne. L'une paraît bien ronde. Son visage est épais, mobile avec des cheveux foncés ramenés dans un chignon de tresses d'où s'échappent de longues mèches Elle est enveloppée de tuniques superposées dans les tons ocre et vert qui lui arrivent aux chevilles. L'autre est fine, presque maigre. Ses cheveux châtain sombre sont raides et courts et de vastes lunettes lui encombrent la face. Elle est vêtue très sobrement d'un pantalon et d'une chemise noire. Si leur apparence offre la vision d'un contraste, leurs éclats de voix expriment une même agressivité et un désir forcené de prendre le dessus. Les insultes les plus insensées sont assenées, la haine est à fleur de peau.

Je comprends vite en échangeant des regards avec le personnel soignant que ce qui se passe n'est pas d'ordre médical. Il est évident que la situation risque rapidement de nous dépasser et de dégénérer. Je fais donc appeler de toute urgence l'équipe de sécurité. Etonnamment, cette décision a un effet immédiat. Les parents qui avaient rejoint le couloir regagnent les chambres des autres enfants, laissant les deux femmes poursuivre leurs agressions mutuelles. Il m'est alors plus facile de les entrainer dans un bureau voisin. Cela ne calme cependant pas leurs niveaux d'excitation. Je les laisse à leurs hurlements et en profite pour faire le point avec l'interne et les infirmières. Et ce que j'entends me laisse interdite.

L'histoire est la suivante. Deux mères de nourrissons, d'âge similaire, hospitalisés pour une infection à priori virale et banale. Effectivement, je les avais vus lors de la visite le matin et n'avais pas décelé de facteurs de sévérité. En fin d'après-midi, la mère avec les lunettes s'absente. Son bébé se met rapidement à pleurer. Avec progressivement une telle intensité que la mère aux longs vêtements, sans informer quiconque, rentre dans sa chambre et lui donne le sein. Puis elle retourne auprès de son petit. Personne ne l'a vu faire cela et elle ne dit rien. Plus tard, la mère aux lunettes revient. Vrai ou faux, elle aurait regardé l'autre mère méchamment. S'ensuit un échange houleux entre elles deux, puis des mots virulents jusqu'au moment où la mère aux longues robes déclare qu'elle au moins sait calmer les enfants. Elle ajoute alors qu'elle a allaité le bébé qui pleurait tant. Un blanc. Puis les cris fusent. Accompagnés d'insultes dérivant rapidement sur les appartenances respectives juive et musulmane. Le personnel et les autres parents ont bien entendu essayé d'intervenir. Rien n'a pu empêcher la montée de la violence verbale, avec semble-t-il des menaces ou des tentatives d'agression physique.

Au cours des minutes qui suivront, tout est entendu. Les communautés juive et musulmane. Leurs cultures, leurs vécus, leurs religions, leurs places en France et les injustices qu'elles continuent à vivre. Et puis des exemples à n'en plus finir sur leurs oppositions fondamentales et l'impossible mixité. Sans oublier l'importance du lait maternel dans le développement du jeune enfant. Bien entendu, je ne suis pas intervenue sur le sujet périlleux des communautés et de leur nécessaire cohabitation. Ce n'était pas un sujet que je devais traiter, et elles l'ont bien senti.

C'est alors que la mère à lunettes, comprenant l'enlisement dans lequel elles s'aventuraient, a lancé une autre flèche plus perfide encore qui renouait avec le contexte médical. Se tournant tout d'abord vers moi pour accrocher mon regard, puis vers l'autre mère, elle assène la phrase fatale : « Elle a certainement contaminé mon bébé ! Tout le monde sait que le lait peut contenir tous les microbes possibles. Comme celui du Sida, oui du Sida. Elle a donné le Sida à mon enfant ». Aux cris succèdent les pleurs et les sanglots. Il ne s'agit plus d'une simple altercation, il s'agit de la prise de conscience du mal qui a pu être fait. Et délibérément, par une autre femme qui sûrement cherchait à nuire et à détruire.

Moment hallucinant d'une méchanceté provocante ente les deux femmes qui ne se connaissaient pas avant leur entrée à l'hôpital il y a seulement quelques heures. Les accusations et vociférations fusent avec pêle-mêle tous les mots repris sur tous les tons pour exprimer indignité, abandon, religion, maladie, contamination, menaces, plaintes. La situation devient hors de contrôle. Et je me retrouve bien malgré moi une cible de leur fureur. La sécurité tarde. Je fais appeler la direction et l'administrateur de garde. Et essaie de maintenir une distance entre les deux femmes pour prévenir une attaque physique. Heureusement, quelques parents présents dans le service ressortent de la chambre de leurs enfants et, comprenant la menace immédiate, se joignent à moi et s'interposent pour éloigner le plus possible les mères.

Une situation à peine croyable et qui provoque une désorganisation insensée. Chacun dans son rôle se sent un peu coupable au regard de la violence qui vient de s'exprimer. Les soignants parce qu'ils n'ont pas vu. Mais absorbés par d'autres tâches et dispersés dans les chambres des patients, ils ne pouvaient imaginer l'histoire. Les parents des autres enfants ont bien entendu des échanges de paroles agressives. Mais ils n'ont pas interprété les paroles furieuses comme des expressions d'incivilités. Ils ont simplement pensé que quelque chose allait mal sur un plan médical et que la famille exprimait ainsi une forme de désarroi. Et je suis au milieu de tout ce délire, impuissante.

La sécurité arrive enfin. Les mères se sont retranchées dans leurs chambres respectives, emmurées chacune dans une posture de victime et d'outragée. Bien sûr, leur affrontement ne me concerne pas et je reste absolument imperméable à leurs insultes. Mais j'ai repéré dans les flots de paroles le mot contamination. Et là, il va falloir gérer une situation très particulière. Les familles vont être prises en charge par les équipes compétentes dans le domaine infectieux. Et la direction gérera les mesures de sécurisation prévues dans le code du travail. Me concernant, c'est toute l'équipe qu'il faudra accompagner. Vont revenir les problèmes aigus de manque de soignants et les plaintes sur les charges de travail.

Et les questionnements sans fin concernant les autorités qui fixent très théoriquement le nombre de patients par soignant.

Quelle soirée ! Elle devait si bien se passer. Et me voilà embarquée dans un problème qui me dépasse. Un certain calme étant revenu, les autres parents, un moment retranchés dans les chambres de leurs enfants viennent vers moi, choqués par ce qui s'est produit et également inquiets. Un scénario un peu semblable aurait pu concerner leur famille. Je suis harcelée de questions toutes aussi inconfortables les unes que les autres. Quelle sécurité dans les hôpitaux ? Avec des commentaires dont certains me laissent sans voix. « Si vous étiez un homme, tout aurait été rapidement résolu », me lance un père, « et nous ne serions pas dans la crainte maintenant de ce qui pourrait arriver la nuit lorsque nous ne sommes pas présents ».

Ne surtout rien répondre. Encaisser et avancer. Ne pas prendre personnellement ce type de remarques. Facile à dire, mais autrement difficile à accepter. Dans ces situations, je mesure la différence qui persiste entre les représentations féminines et masculines de l'autorité médicale. Je m'interroge sur ce que j'aurais pu faire de plus adapté si j'avais été un homme. Avec le temps, je suis arrivée à me convaincre que je dispose d'autres atouts. Peut-être, une approche plus physique et plus intime, une capacité plus instinctive à regarder l'enfant au-dedans de lui-même ? Peut-on entrevoir une influence de la maternité ? Je ne pourrai dire. En tous cas, je sais que je ne regarde pas les petits patients de la même manière que les personnes adultes présentant un problème médical. D'emblée, la connexion qui s'établit avec le jeune est directe, presque intuitive. Peu ou pas de mots sont nécessaires. Le lien par les yeux fonde l'interaction qui rapidement s'établit. C'est ainsi qu'un bébé qui ne parle pas offre une gamme incroyable de moyens d'échange. C'est toujours avec la même excitation que je m'approche d'un enfant nouvellement arrivé, essayant de deviner comment nous allons nous rejoindre. Un plaisir intense qui se renouvelle sans cesse. Il est fait d'un rien, un simple moment de profonde attention totalement concentrée sur son visage. Et voilà. La communication est en place. Une étape clé pour la suite, pour une confiance partagée dans la prise en charge.

Une autre réalité me rattrape rapidement. Celle des mères et de l'allaitement ravageur. Dès le lendemain matin, les interrogatoires et les procédures administratives et juridiques déploient leurs accablantes exigences. Toutes les personnes en lien direct et indirect avec ce qui est arrivé sont entendues. Bien entendu, cela prend un temps effarant. Les plus petits détails sont consignés. Tout cela crée forcément une désorganisation insensée du service qu'il me faut gérer. Sans compter le malaise général, la désagréable sensation des soignants d'être pris dans un engrenage qui les dépasse et qui leur fait prendre encore plus conscience de la fragilité de leur situation et des responsabilités qu'ils sont amenés à endosser bien malgré eux. Un des enquêteurs revenait sans cesse sur les signaux qui auraient dû alerter. Il était dans son rôle, mais totalement déconnecté du contexte hospitalier et de ses exigences centrées absolument sur les soins et la prise en charge des patients. A nouveau, le temps effarant qu'il a fallu perdre pour cette histoire. Et l'ébranlement de l'équipe qui a été long à dissiper. La suite pour les deux mères ne nous a toujours pas été communiquée.

11. Helen et le poids du diagnostic

Les escaliers, le parking, puis les rues de Paris particulièrement calmes à cette heure de la nuit. Je rentre chez moi, un peu perdue après cette sordide histoire de l'allaitement. J'ai du mal à me resituer dans le temps et l'espace, avec en boucle dans ma tête les cris et les propos haineux qui ont envahi le service. Un lieu qui pourtant ne devrait pas donner libre cours aux déferlements de propos d'une violence à peine imaginable. Je dois parvenir à calmer la tension qui m'étreint. La maison est envahie par un silence étrange, presque pesant, qui encercle le tumulte de mes pensées. Pendant un long moment, je ne parviens pas à me reconnecter au monde qui m'entoure. Comme un halo étanche qui m'encombre, qui m'isole et que je ne peux briser. Rien à faire, je le sais. Attendre que le calme s'impose dans ma tête. Je fixe le ciel offert par la baie vitrée. Mais, pas de chance. Ce soir, la nuit est d'une noirceur écrasante. Pas de lune, pas d'étoiles. Pas même de pluie pour donner une petite sonorité.

Très peu de sommeil. Déjà, la semaine reprend ses droits avec ses exigences et impératifs. Félicie me rappelle que j'ai donné un rendez-vous un peu particulier à Helen, avec l'accord de ses parents. Oui, j'avais un peu oublié, emportée encore et encore dans un mouvement qui me semble désespérément erratique. La même question se repose chaque matin : comment structurer efficacement la journée ? Je la repousse vite car elle ne mène nulle part. J'essaie simplement de me fixer quelques repères représentés par les réunions incontournables locales ou plus distantes. Les autres sollicitations sont intercalées ensuite sans ordre précis.

Je regarde ma montre et me dis que j'ai le temps de faire un rapide tour dans le service avant de voir Helen. Lorsque je sors de mon bureau, elle est là. Assise sur le bord d'une chaise, un peu recroquevillée, le visage tourné vers le sol, elle ne m'a pas vue. Elle me semble si perdue, que je n'ai pas le cœur de la faire attendre et prononce tout doucement son nom. Elle lève alors les yeux et son regard s'accroche au mien dans une forme presque de désespoir. Un rapide baiser, et je l'entraine avec moi, sans dire un mot. Pour ne pas reproduire l'ambiance habituelle des consultations, j'enlève ma blouse blanche et m'installe près d'elle. Il faut un peu de temps avant qu'elle ne formule quelques mots. Je laisse venir. Petit à petit la conversation prend forme. Je lui explique que je suis là pour l'aider de toutes les façons possibles. Je tente de combler les silences le mieux possible pour la rendre plus confiante.

Et brutalement, une explosion de paroles. Tous les non-dits accumulés depuis tant d'années sont lâchés. Ils se précipitent vers moi, comme si je devais à mon tour les récupérer. Ils s'entrechoquent, se battant presque pour prendre le dessus. Je n'avais jamais vu cela, je ne savais pas qu'un tel débordement était possible. Je ne suis plus une interlocutrice mais une sorte de réceptacle ou de paratonnerre. Peu importe. Cela me donne le temps de me ressaisir tant la violence des mots m'a, quelques instants, déstabilisée.

Comme un orage. Il y a eu des rafales de mots, comme des vibrations de tonnerre, des éclairs lancés par des yeux démesurément grands, des bras qui rythmaient vents et précipitations. Et puis, tout s'est brusquement calmé. S'en est suivi un abattement intense. Et en même temps, j'ai perçu comme un soulagement. D'avoir dit, ou d'avoir été capable de dire ? Nous avons échangé des regards, puis des sourires, et une sensation de douceur s'est répandue.

La complicité s'étant renouée, et j'ai pu reprendre le fil de nos échanges. J'ai compris à quel point sa maladie l'avait envahie ces derniers mois. Et pourtant, je lui avais à maintes reprises expliqué que sa pathologie était des plus minimes et qu'elle n'avait pas de symptômes particuliers. Oui, mais elle portait en elle la signature génétique. M'appuyant sur ses cours de biologie et le niveau de ses connaissances, j'avais répété encore et encore les limites des explorations des gènes. Elle disait comprendre mais revenait sans cesse aux mutations identifiées. Avec le temps, c'était devenu son obsession. Cela avait été aggravé par l'information qui s'était répandue à l'école sur sa situation médicale, de façon inattendue par un témoignage devant toute la classe sur sa pathologie. Elle se voyait la cible de tous avec comme gravé sur son front le nom de la maladie, et ressentait un rejet grandissant de la part de ses de ses camarades. Même, pensait-elle, son entourage et sa famille la voyaient comme un être anormal. Elle s'est ainsi laissée entrainer dans un lent processus de dévaluation personnelle, intime, n'arrivant plus à préserver le sentiment d'estime d'elle-même. En proie à un mal-être envahissant et silencieux.

Que de souffrance ! Je garde de cette séquence encore maintenant un souvenir poignant d'impuissance et bien sûr de tristesse terrible. Progressivement, un sentiment de culpabilité s'est infiltré en moi. Je suis son médecin référent. Nous nous voyons fréquemment. J'ai ou j'avais sa confiance. Et je n'ai pas perçu le trouble qui s'était emparé d'elle d'abord insidieusement puis avec une violence intolérable. J'essaie de me convaincre que j'ai toujours été dans une relation de proximité avec elle, qu'à chaque visite nous reprenions nos échanges comme si nous nous étions vues la veille. Je repousse les limites de ma responsabilité. Oui, elle va bien sur un plan clinique et donne toutes les apparences d'un vrai succès médical. Elle déjoue la génétique ; elle poursuit ses études sans difficultés ; elle est très investie dans la musique ; elle a une douceur et en même temps une fermeté qui facilitent les liens ; et puis elle est si jolie, d'une beauté tellement naturelle que la regarder offre des instants de réel plaisir.

On ne peut que l'aimer. Mais voilà le piège. L'apparence ne dit pas l'individu. Il faut aller plus loin, traquer encore et encore les failles, qui peuvent survenir à tous moments. Aujourd'hui avec Helen je mesure les difficultés de l'exercice. J'essaie de me convaincre de ma vigilance puisque j'ai organisé notre rencontre un peu particulière ce matin, justement parce que je sentais comme un échappement dans son attitude. Mais j'aurais sûrement dû intervenir plus tôt, tant sa souffrance est intolérable.

La période de la transition entre l'adolescence et l'âge adulte est pleine de pièges. Cet élan vital qui imprègne si fortement l'enfant n'est plus si spontané lorsque l'enfance s'achève. Il faut alors le mobiliser et le conditionner pour poursuivre le cheminement de la vie. C'est une des leçons essentielles que je retiens de mon engagement de médecin et de pédiatre et des réflexions que les diverses situations de ma vie hospitalière ont alimentées.

Je découvre brutalement l'intensité de son mal être. Je la regarde et je suis saisie d'une avalanche de pensées qui se dispersent dans toutes les directions : elle et son incapacité à s'accepter, moi et mon aveuglement. Ce jour-là, il n'y aura entre nous que mes tentatives pour assécher ses pleurs et revoir apparaitre un sourire sur son beau visage avant de nous quitter. Trop d'émotions pour aller plus loin. Elle est d'accord pour revenir la semaine suivante et m'embrasse en me serrant très fort. En sortant, elle murmure un minuscule merci.

La journée reprend son cours avec sa myriade de sollicitations, d'obligations, d'injonctions. Mais Helen m'a profondément bouleversée, m'éloignant de mes préoccupations ordinaires. J'ai vraiment besoin de donner libre cours à mes pensées. Lorsqu'enfin, la nuit venue, je me retrouve seule, je peux renouer avec le fil des émotions qui m'ont assaillie ce matin et qui se sont entremêlées. Etrangement, ce soir, ce que je sens naître en moi, au-delà de l'empathie, c'est un sentiment de gratitude.

Les mots d'Helen et la force avec laquelle elle les exprimait m'ont intensément marquée. Ecouter les autres pour essayer de comprendre est un exercice difficile. Nous, les chefs, avons une tendance sûrement excessive à nous barricader dans nos certitudes. Le plus souvent de bonne foi, avec la conviction que cela est nécessaire pour le fonctionnement de l'équipe à nos côtés. On évite ainsi trop de remise en question. Helen a brutalement fait voler en éclats cette carapace. Venant d'elle d'ordinaire si douce et réservée, le choc est réel et impose qu'on en comprenne le sens. La souffrance de chacun est un monde secret, d'une telle complexité que nul ne peut réellement l'appréhender. Il faut l'accepter. C'est particulièrement difficile pour un soignant qui recherche pour ses patients les meilleurs traitements pour l'accompagner. Ce faisant, il privilégie les thérapeutiques du corps, ne voulant ou ne pouvant se confronter aux difficultés plus existentielles.

Le message d'Helen est clair. « Ma maladie est surtout dans ma tête. Arrête avec ta génétique et tes explications scientifiques inutiles. Fais un effort. Regarde en face ma détresse et essaie de m'aider. Je ne rentre pas dans tes schémas habituels, alors ne m'abreuve pas de solutions inadaptées ». Oui, Helen. Tu as raison. Je dois poser sur toi un regard différent et accepter mes limites. Les partager avec toi, pour t'apporter une autre forme d'aide. Tu me forces à me dépasser en remettant en cause mes assurances. En cela, je te suis reconnaissante.

Gratitude certes, mais en même temps une étrange sensation de, trop souvent, rester prisonnière de mes certitudes au lieu de les mettre à l'épreuve. Peut-être par peur de ne pas trouver en moi les ressources nécessaires pour accepter l'inconnu. Terrible complexité de ce métier qui nous ouvre des espaces insoupçonnés, mais qui ne nous donne pas forcément la possibilité de les explorer. Parce que le temps est toujours compté. Pour tout. Y compris pour la vie personnelle. Et c'est difficile. Il faudrait pouvoir se poser, librement réfléchir ou simplement se fondre dans les mille riens du quotidien. En vain je tente, mais très vite je redeviens la responsable qui se nourrit de son apparente efficacité.

12. L'accompagnement des étudiants

Un service hospitalier est une famille. Avec quelques permanents et beaucoup de personnes qui vont et viennent. Parmi elles, les étudiants en médecine et les internes qui se croisent au gré de leurs stages. Ce sont les médecins de demain, et la responsabilité de leur encadrement est lourde.

Les plus jeunes, qui sont dans leurs cycles de formation, n'ont pour la plupart jamais été confrontés à la pédiatrie. Le monde de l'enfant dans lequel ils sont brutalement et obligatoirement exposés les effraie. Leur arrivée dans le service est donc une source réelle d'angoisses. Elle est à ce point présente que dès les premières minutes de ma réunion d'accueil, tous me disent leur peur d'être confrontés à de petits patients et surtout à des bébés. Ah, les bébés ! Ils les voient comme des êtres avec lesquels il est impossible de communiquer. Ils les ressentent presque comme des adversaires insurmontables, et se rangent d'emblée dans la catégorie des vaincus. Souvent, l'idée même d'un contact physique les terrorise.

Et pourtant, ils sont là pour les prendre en charge. D'emblée, j'indique qu'il n'y a pas d'échappatoire possible et qu'ils doivent s'appuyer sur la dynamique du groupe qu'ils constituent pour vaincre peur et appréhension. Cela me permet d'insister dès le début sur l'importance de leur cohésion et de leur entraide pour bénéficier au maximum de leur stage. Comme pour tous les nouveaux arrivants, mes mots de bienvenue insistent sur les exigences d'un service hospitalier dont le bon fonctionnement implique une adhésion de chacun de ses membres aux règles élémentaires de responsabilité et de respect. Cela concerne toutes les catégories de personnels, qu'ils soient en formation ou dans l'exercice de leur métier.

Les premiers jours des nouveaux étudiants sont difficiles. Ils osent à peine rentrer dans les chambres. Les cris des bébés sont comme des projectiles qui les assaillent de toutes parts. Les contacts avec les parents les déroutent. Jusqu'à maintenant ils ont eu affaire à des patients adultes, avec une interaction directe. Pour les petits enfants surtout, les questions passent par le canal des familles qui n'ont pas forcément intégré que leurs interlocuteurs n'étaient pas encore des professionnels. Dans le contexte d'angoisse générée par l'hospitalisation, les échanges avec les parents sont souvent arides. Pas beaucoup d'éléments pour trouver un terrain de dialogue pour des étudiants en début de parcours. Après quelques timides essais peu fructueux, beaucoup d'entre eux adoptent rapidement une attitude passive, d'observation disent-ils. A nous de prendre la main pour le plus vite les installer dans leur rôle médical.

Ce n'est jamais simple. Ce d'autant qu'ils sont à un moment de leur vie avec généralement peu de nourrissons dans leur entourage familial et personnel. Et l'expression formulée est toujours la même : peur de les casser ! Ils voient, non pas un individu, mais une sorte d'objet fragile qui crie. Il faudra du temps pour créer le contact physique, avec la patience et l'habitude de toute l'équipe. La première semaine, nous les laissons se familiariser avec les bruits et les rythmes des enfants, puis leur demandons de rentrer dans les chambres. Il est toujours étonnant de surprendre leur premier regard qui avidement se fixe sur l'élément symbolique de leur angoisse, le berceau. Il est vrai qu'il s'impose avec force dès l'ouverture de la porte. Il est central, un peu hostile avec ses barreaux en hauteur qui semblent défendre l'occupant. Un temps d'arrêt avant d'aller plus loin. Et puis réaliser qu'il protège aussi celui qui entre. Lui offrant ainsi un petit répit pour maintenir une distance appréciable. Le berceau fermé est ainsi vu comme un allié inespéré. Une sorte de cage qui enferme un intrus bien peu désirable.

Les commentaires des nouveaux étudiants se répètent toujours, comme si la notion de bébé restait abstraite pour nombre d'entre eux : « je ne savais pas que cela pouvait être si petit ! ». Cela : comme une référence à un objet. « Comment l'examiner : faut-il le déshabiller ? et qui le fait ? ». Vient ensuite le problème majeur des cris, vécus comme des attaques répétées d'une guerre sans fin. Les plus audacieux tentent de suggérer le recours à des méthodes radicales, comme lui mettre une tétine dans la bouche et la fixer sur les joues avec du sparadrap, ou encore donner des calmants : « il est si rouge foncé qu'il va arrêter de respirer ! Ou bien faire des convulsions ! ». Tous cherchent à battre en retraite, se sentant d'emblée vaincus par des situations incontrôlables.

Petit à petit, avec le temps et l'accompagnement par des soignants bienveillants et compréhensifs, les étudiants pénètrent l'univers de la pédiatrie. Viennent alors les contacts physiques avec les petits, d'abord timides puis progressivement plus assurés. Avec la découverte que des pathologies parfois très sévères peuvent les atteindre. Brutalement, les étudiants se trouvent ainsi plonger dans une réalité qu'ils avaient pu ignorer.

Le rôle de l'équipe dans l'intégration des jeunes stagiaires au domaine de l'enfance est déterminant. Nous le savons et en début de chaque stage nous nous répartissons l'encadrement d'un petit groupe. Progressivement, une dynamique se crée entre eux qui les aide à surmonter leurs appréhensions, et à fonctionner d'une façon plus adaptée. C'est toujours un vrai plaisir de suivre leurs progrès. Leurs contacts avec les enfants deviennent progressivement plus riches, leur permettant d'aborder les différentes problématiques médicales qui ont motivé les hospitalisations. Oui, c'est vraiment très plaisant d'observer leur épanouissement. Avec un sentiment de satisfaction lorsqu'au moment des évaluations de fin de stage, certains vont jusqu'à formuler la possibilité d'une orientation future en pédiatrie.

Bien entendu, un stage de quelques mois est également soumis aux aléas des situations cliniques qui surviennent et qui vont mobiliser très diversement les équipes. Pour les jeunes étudiants, celles qui s'apparentent à une énigme à résoudre sont très motivantes et formatrices pour comprendre l'importance et l'écoute et de l'observation. En voici une illustration. Un garçon de 4 ans est hospitalisé pour fièvre et difficultés à respirer. On est en plein dans la période des épidémies hivernales, et on peut aisément s'orienter vers un épisode viral qui le plus souvent s'améliore progressivement. Cependant, l'évolution n'est pas celle habituellement attendue. L'état général de l'enfant se détériore franchement au bout de quelques jours. Bien évidemment, toutes les explorations sont mises en œuvre pour rechercher une cause à cette dégradation.

Le dossier médical s'enrichit de nombreuses investigations d'imagerie et de biologie à la recherche de foyers infectieux nouveaux et d'agents microbiens différents de ceux classiquement observés et testés en première intention. Un interrogatoire poussé est repris. D'autres membres de l'entourage sont-ils malades également ? Y a-t-il eu un voyage récent, un contact avec une personne qui aurait pu séjourner dans un autre pays ? Rien, vraiment rien n'est retrouvé malgré l'acharnement mis pour traquer l'origine du problème et pour permettre un traitement adapté.

Dans l'équipe, la mobilisation pour tenter le comprendre ce qui se passe rassemble tous ceux qui s'occupent de l'enfant, depuis l'étudiant jusqu'aux personnels soignants. Les collègues infectiologues sont de la partie. Différentes thérapeutiques sont tentées. Mais le temps manque et la situation devient critique, nécessitant un transfert en soins intensifs pendant quelques jours. A son retour dans le service, l'enfant est un peu stabilisé, mais sans amélioration franche. Il reste fatigué, souvent prostré, et l'alimentation est difficile.

Les contacts avec la famille ne sont pas simples. Bien sûr il y a ce temps long du diagnostic qui reste incertain. Mais, on sent une sorte de gêne entre les parents. Rien de précis. Quelque chose qui semble les éloigner. Les échanges sont plus difficiles. On peut certes incriminer la difficulté de la situation clinique qui accroît leur angoisse et leur désarroi. Cela n'est pas suffisant. Il y a comme un drame latent. Bien entendu, nous ne connaissons pas leur histoire personnelle et leur vécu. Nous ne saisissons qu'un instant particulier de leur vie dans l'espace clos d'une chambre d'hôpital qui ne leur laisse aucune intimité. Les moments s'y succèdent avec les allées et venues des personnels et leurs tâches. Avec aussi leurs questions, leurs disponibilités, et leurs personnalités plus ou moins à l'écoute.

Et dans tout ce mouvement, une oreille va être déterminante. Celle d'une étudiante qui s'est prise d'une affection particulière pour l'enfant. Elle est présente tous les matins dans le cadre de son stage hospitalier. Durant ses heures dans le service, elle multiplie les contacts avec l'enfant qui progressivement l'a acceptée. Lorsqu'elle entre, il tourne maintenant la tête vers elle et parfois même ébauche un demi-sourire. De quoi gagner la confiance des parents. Ce d'autant qu'elle a un regard bienveillant et son visage est empreint d'une douceur apaisante. Participant à la réunion matinale de l'équipe, elle a bien intégré les difficultés auxquelles nous sommes confrontés pour la prise en charge de l'enfant.

Elle doit sentir, comme nous tous, que quelque chose reste obscur dans les échanges avec la famille. Comme si les informations données n'étaient pas complètes, pas abouties, trop rapidement résumées. Alors elle rentre dans la chambre plusieurs fois au cours de la matinée, avec ou sans raison. Elle parle à l'enfant et au parent présent. Car dans la journée, il n'y en a qu'un. Avec ses mots, elle transmet un message compréhensible de l'impasse diagnostique qui fige la situation. Sans même s'en rendre compte, elle reprend au hasard des détails sur la vie de l'enfant les mois précédents. Ce faisant, progressivement, une forme d'intimité s'établit.

Comme un fruit mûr qui tout à coup tombe de l'arbre, le papa, un matin où l'enfant parait particulièrement prostré, lâche brutalement à l'étudiante qui se montre plus inquiète que de coutume : « peut-être que c'est à cause de cet été ». Et dans un flot de paroles précipité, il poursuit en rapportant un après-midi du mois d'août chez des amis. Le soleil, le déjeuner, le rosé, et la piscine. Soudain l'enfant dans l'eau, sous l'eau ?. « Oh ! pas longtemps » s'empresse-t-il d'ajouter. Il explique que très vite l'enfant a récupéré. Quelques secondes se passent dans une tension extrême, puis d'une voix à peine audible il ajoute que la maman n'était pas présente et n'a pas été mise au courant. S'ensuit un long silence ponctué par les sanglots sourds du père.

Tout s'éclaircit enfin. L'origine des problèmes médicaux enfin cernée, les investigations biologiques spécialisées sont diligentées. Un agent pathogène très particulier est ainsi identifié et les protocoles thérapeutiques adaptés mis en place. Rapidement l'état de l'enfant s'améliore. Et en quelques jours, une sortie de l'hôpital est possible. Nous avons bien sûr longuement échangé avec les parents, en restant dans notre rôle de soignant. Une prise en charge avec tous les intervenants qualifiés de l'équipe a été organisée. J'ai su par la suite la dépression du papa, l'éloignement de la maman, et la famille dispersée. Sur le plan médical, l'enfant a totalement récupéré.

Observer, traquer l'impossible, être vigilant encore et encore, sont des enseignements importants à retenir et à transmettre. Je rajouterai la force de l'équipe dont la cohésion et la solidité doivent être en permanence renforcées par l'écoute et le respect individuel et collectif. Là est sûrement la clé de voute de notre action de soignants. Tous les intervenants ont un regard qui leur est propre et qui est précieux. L'histoire que nous venions de vivre avec ce jeune garçon en est une parfaite illustration. Elle a fortement marqué le groupe d'étudiants qui étaient en stage de formation, et je pense qu'elle restera dans leur mémoire.

Mais tout n'est pas si simple et les crises peuvent surgir à tout moment. Le service, qui prend en charge des maladies chroniques, est souvent lourd et difficile. Les situations sévères auxquelles les étudiants se trouvent brutalement confrontés, particulièrement si les espoirs thérapeutiques deviennent vains, peuvent les plonger dans une incompréhension profonde et parfois un désarroi qui peut être dévastateur.

Nous avons accueilli il y a quelques temps un étudiant pour son stage hospitalier. Sympathique au premier abord, et souriant. Semblant intéressé par la pédiatrie. A l'aise et plaisantant avec les enfants. Et puis, quelques absences ont été observées, mais justifiées par un certificat médical. Des retards le matin ont été signalés et se sont répétés. Je l'ai alors convoqué avec le chef de clinique pour faire le point. Il m'a fait le coup des alarmes de réveils qui ne fonctionnaient pas correctement, de soirées trop prolongées, de petits écarts de boissons. Avec un sourire qui se voulait enjôleur, il m'a dit qu'il me comprenait et que j'avais raison de le recadrer. Il a repris ses activités. Mais peu après, ses absences ont recommencé. Lors d'une nouvelle réunion que j'ai eue avec lui, il a évoqué la difficulté de voir des jeunes si malades et puis aussi quelques problèmes familiaux récents. Il a terminé l'entretien avec son ton habituel, un peu badin.

Mais quelque chose me contrariait dans son attitude et je n'étais pas rassurée par ses propos. J'ai mis en place une surveillance discrète mais rapprochée pendant le temps qu'il passait dans le service. Il est ainsi apparu qu'il était en quelque sorte en marge du stage, laissant ses camarades faire le travail à sa place. Les interventions des uns et des autres pour tenter de l'associer aux activités du quotidien restaient peu efficaces. Rien ne semblait avoir de prise sur lui. J'ai alors alerté le service de l'université en charge de l'accompagnement des étudiants en difficulté.

Ses absences se sont multipliaient, et puis il n'est plus revenu. J'ai su qu'un suivi lourd avait été mis en place. Quelques mois plus tard durant les vacances d'été, le doyen de la faculté m'a téléphoné pour m'informer de son décès. Je ne peux ignorer au fond de moi une forme de culpabilité. Lorsqu'il était dans le service, quelques personnes de l'équipe avaient noté qu'il était devenu proche de plusieurs patients adolescents présentant des pathologies très sévères. Il pouvait rester de longs moments dans leurs chambres. Des soignants ont rapporté avoir été étonnés de certains de ses propos. Il disait aux malades qu'il les comprenait car lui-même avait des problèmes médicaux, qu'il pouvait les aider. Il leur demandait s'ils pensaient vraiment pouvoir guérir un jour. Il aurait évoqué des issues radicales. Qu'aurions-nous dû faire de plus ? Je me pose encore la question. Dans la solitude de mes réflexions, il y a toujours la petite voix intérieure qui me dit notre manquement dans cette tragédie, et ce n'est pas facile.

Le terrain est miné de mille façons que nous découvrons petit à petit. L'expérience nous enseigne la vigilance mais ne peut empêcher les drames. Elle nous rend aussi plus sensibles aux petits plaisirs du quotidien.

13. La recherche, un pilier absolu

Les petits plaisirs du quotidien ! Il faut les vouloir, tout simplement. Facile ? Pas forcément. Un peu dans la ligne philosophique de : je veux, je peux. Aujourd'hui, c'est l'université qui est à l'agenda. Les moments que je passe dans mon unité de recherche sont toujours si riches, nourrissant encore et encore l'imaginaire et le rêve.

Décrits ainsi, ils soulignent la magie de la science. Et c'est bien comme cela que je la vis. Très tôt dans ma formation, j'ai associé cursus médical et scientifique. Guidée par plusieurs grandes figures universitaires, j'avais rapidement compris l'importance de combiner la clinique et la recherche pour exercer une médecine ouverte sur tous les possibles. Certes, ce choix n'a pas été facile sur un plan personnel, avec la famille et les enfants. Et sur un plan universitaire, les exigences étaient très élevées, imposant l'obtention d'un doctorat de science et une formation de recherche dans un laboratoire à l'étranger. Je me suis ainsi retrouvée plongée dans l'univers hautement impressionnant d'une équipe de biologie à Boston.

Je me suis rapidement sentie à l'aise dans cet environnement. Je bénéficiais d'un statut de post-doctorant, donc protégé de nombreuses contraintes administratives. Je n'avais à m'occuper que de mon programme de recherche, sans me soucier d'en assurer le financement. Et puis, je découvrais la vie américaine et sa démesure. Je retiens de ces années une forme de liberté et de facilité dans l'accomplissement des tâches tant professionnelles que familiales. La richesse scientifique était saisissante. Nous étions entourés d'équipes performantes dans les différents domaines universitaires, avec une foison de colloques, séminaires, ateliers de tous genres. Impossible de ne pas acquérir ainsi une formation solide et enthousiaste, avec cette certitude que la science autorise toutes les hypothèses.

Une vraie chance, que j'ai vécue pleinement. Je savais qu'il s'agissait d'une parenthèse que je ne pourrai prolonger à mon retour à Paris. J'étais très consciente aussi que l'expérience que j'accumulais me serait très utile pour développer une recherche autonome. J'ai également découvert une règle de conduite essentielle pour la suite : ne pas cloisonner les activités. Au contraire, les mêler et développer un mode de fonctionnement personnel et professionnel qui permette de passer de l'une à l'autre sans contraintes ni limites. Une forme de gymnastique et de plasticité à acquérir et à faire vivre. Gérer les difficultés en temps réel et de façon adaptée évite l'encombrement de leur présence et leur accumulation. Je rejoins en cela l'adage : « Ne remets pas au lendemain ce que tu peux faire le jour même ».

A mon retour en France, j'ai pu créer ma propre structure de recherche avec un programme centré sur les maladies rares. Très vite il a fallu apprendre à jongler avec les exigences scientifiques et cliniques pour investir pleinement les univers de la recherche et de la médecine. Le succès de cette entreprise repose pour beaucoup sur les équipes que j'ai pu rassembler à la fois au laboratoire et à l'hôpital et les liens qui au fil du temps se sont tissés entre elles. Très fortement marquée par l'expérience acquise à l'étranger, j'ai encouragé mes collaborateurs à développer une expertise mixte combinant soins et recherche, et j'ai pu convaincre beaucoup d'entre eux de suivre cette orientation.

L'approche clinique et scientifique de la médecine est devenue rapidement pour moi une évidence et une exigence. L'explosion des connaissances biologiques, l'essor prodigieux des techniques d'explorations de l'humain depuis ses composantes les plus invisibles comme celles de son patrimoine génétique jusqu'à la visualisation fonctionnelle de ses organes, la diffusion des savoirs avec le support de la science ouverte, le partage d'avancées thérapeutiques … sont autant de fondements et de piliers pour croiser les multiples expertises qui permettent d'avancer vers l'objectif ultime qui est celui de la santé ou peut-être plus justement de son ressenti. L'exigence que nous devons porter s'inscrit dans la recherche d'une forme de bien-être de la personne que nous prenons en charge. La guérison n'est pas l'unique issue attendue. Ainsi, dans le cadre des maladies chroniques et génétiques, le rôle de la médecine n'est pas forcément d'éliminer une anomalie moléculaire, mais d'identifier et de satisfaire les besoins essentiels de l'individu, à la fois physiques, psychiques, et sociaux.

La démarche scientifique, qui prévaut dans tous les domaines de la science dont la médecine, s'appuie sur l'observation et l'élaboration d'un raisonnement logique et argumenté. Elargir le champ des connaissances au-delà de la clinique nourrit l'esprit critique et enrichit l'expertise. Cette ouverture, essentielle, permet d'acquérir les valeurs de rigueur et d'intégrité sur laquelle la pratique scientifique doit se construire. La science médicale repose sur ces valeurs. C'est pourquoi l'implication à la fois dans le soin et dans la recherche doit être fortement encouragée et soutenue tout au long du parcours de soignant.

Et puis la recherche est une activité que j'aime qualifier de jeu auprès des jeunes étudiants. La charge psychologique de la maladie pour un médecin peut être envahissante. Pouvoir s'en extraire pour cheminer dans un environnement professionnel différent est bienfaisant, surtout s'il s'autorise à explorer des hypothèses de travail nouvelles pour résoudre une question médicale. On rentre alors dans un imaginaire qui porte en lui une idée de guérison. Et la magie est là. On se prend au jeu des propositions et des expériences. On poursuit par l'interprétation des données pour essayer de dégager une logique directrice. On avance, on s'égare, on reprend. L'imagination s'emballe, mais toujours encadrée par la rigueur scientifique qui peut seule valider les démonstrations et les conclusions.

Ah, la science et le plaisir des idées qu'elle suscite et autorise ! Puis, leur traduction en hypothèses de travail, les expérimentations qui s'ensuivent, et les résultats qui sont recueillis puis analysés. Et l'enthousiasme quand ils tracent une voie nouvelle de compréhension des mécanismes de pathologies prises en charge en clinique, offrant ainsi un nouveau regard sur le potentiel thérapeutique. Qui lui-même va orienter des investigations adaptées pour, peut-être, des traitements plus efficaces. Une histoire magnifique, qui ne comporte pas de perdants. Parce que toute information recueillie pourra être utile à d'autres expériences. Un jeu sans fin.

Certainement, tout n'est pas si simple au quotidien. Il y a les contraintes administratives qui avec le temps deviennent trop prenantes. Et bien sûr, les exigences financières. La recherche coûte cher et la course pour obtenir des fonds est souvent épuisante. Il faut sans cesse répondre aux appels d'offres, écrire des projets, les reprendre, les adapter. Et accepter le temps long de la mise en forme des résultats, de l'écriture des articles, et enfin de leurs publications. Les publications, une course également ! Parce qu'elles ne sont pas uniquement des documents qui décrivent de nouvelles avancées de la recherche qui sont partagées avec la communauté scientifique internationale. Elles sont aussi des réalisations qui sont traduites en valeurs, représentées par un nombre de points plus ou moins important en fonction de la notoriété du journal qui les a publiées. Tout cela est additionné au fil de l'acceptation des articles et constitue un score pour chaque chercheur, utilisé pour l'évaluation de l'activité scientifique.

Cet élément sera pris en compte pour les demandes suivantes de projets, financements, et promotions.

Cela étant, pouvoir allier la recherche à la médecine est une chance absolue. Elle invite à un partage très riche avec de très nombreux publics en particulier avec les jeunes patients. En rejoignant leur imaginaire et leurs attractions pour les histoires, on peut leur parler si facilement des mille aventures de la science. Et sans aucune difficulté les captiver par des récits où se mêlent énigmes et intrigues. Le domaine des maladies rares et de la génétique se prête parfaitement à un cheminement dans le monde de la biologie. Le personnage central est très souvent la cellule. Sa description peut être plus ou moins élaborée en fonction de l'âge de l'enfant. On la dessine souvent bien ronde avec au centre le noyau qui est en quelque sorte son cerveau. Pour les très jeunes, on la pare d'habits de couleur pour mieux capter l'attention. On peut alors raconter beaucoup d'histoires qui permettent de faire passer des messages sur la pathologie.

On explique que c'est la cellule qui est malade. Elle devient fragile et ne se nourrit plus correctement. En cause, son cerveau qui fonctionne mal. C'est-à-dire son noyau central avec à l'intérieur une drôle de structure en forme d'échelle emmêlée, son ADN et ses milliers de gènes. On arrive ainsi à situer le lieu du problème de sa maladie, et, étrangement, cela lui plaît. L'enfant visualise. Lors d'une consultation suivante, je reprends l'histoire. Visiblement, il l'a intégrée et commente : « il manque des barreaux dans l'échelle. Il faut en remettre ». Une bonne base pour avancer dans les explications. Toujours par petites touches en le laissant dessiner et dire avec ses mots. Progressivement, on assemble les cellules pour former les organes et on colorie ceux qui ne vont pas bien. On peut alors proposer des solutions, qui sont justement celles visées par les médicaments prescrits.

Se servir de la science pour expliquer la maladie aux enfants est très adapté. La formation à la pratique quotidienne de la biologie aide à trouver les mots de la vie courante qui facilitent la compréhension. Je me souviens ainsi avoir raconté à un de mes patients que la semaine précédente au laboratoire, une étudiante avait introduit à l'intérieur du noyau d'une cellule un « mauvais » gène. Le lendemain, elle avait découvert que la cellule avait perdu son bel aspect bien rond, et qu'elle était devenue toute petite et rabougrie. Tout de suite, le petit garçon s'était écrié « c'est à cause du gène ». Si simple ! il avait fait un lien entre le gène défectueux et les anomalies cellulaires. Ces petites notions de génétique et de biologie, faciles à distiller, sont très importantes pour la prise en charge des pathologies complexes. Lorsqu'on fait référence à la science, on ouvre la porte d'un savoir presque souverain. Les parents adhèrent, et l'enfant fait de même. Une relation se noue ainsi entre soignants et soignés, faite de confiance et de reconnaissance d'expertise. Elle est éminemment précieuse pour la poursuite de la prise en charge.

Pour les enfants plus âgés, les échanges s'appuient sur les enseignements scolaires qu'ils ont déjà reçus. Je suis souvent agréablement surprise de leur capacité à intégrer des concepts biologiques. Il me semble que cela est pour une part lié à leurs propres situations. Comprendre un peu mieux ce qu'ils doivent vivre les aide. Très certainement, les réflexions qu'ils nourrissent ainsi permettent de fissurer le plafond de verre que le diagnostic de maladie génétique a fixé au-dessus de leur tête. Car il n'y a pas de certitude, et le champ des possibles est toujours ouvert. Les évolutions scientifiques et thérapeutiques sont fascinantes. Ainsi, dans mon domaine médical, l'introduction récente de traitements protéiques ciblés pour une maladie génétique, la mucoviscidose, qui était dans une grande impasse thérapeutique, a modifié de façon saisissante le profil évolutif de la pathologie. Le bénéfice observé s'est manifesté très rapidement. Un résultat tellement encourageant après tant d'essais déçus pour corriger le gène muté.

Associer médecine et science nourrit profondément une approche résolument positive dans la prise en charge des patients atteints de pathologies complexes. On peut avec confiance les accompagner dans la perspective d'un meilleur. Très souvent, je me remémore les situations cliniques qui étaient il y a quelques temps si critiques, et qui ont vu progressivement leur évolution s'améliorer. L'espérance est toujours là. Même si de nouveaux ennemis nous guettent, comme celui de la crise sanitaire du covid que nous ne pouvions anticiper. L'espoir, ce sont nous les soignants qui devons en permanence le faire vivre pour le transmettre aux enfants que nous prenons en charge et à leurs familles. C'est la magie de notre métier, qui nous pousse sans cesse vers le meilleur. Avec une évidence incroyable d'être dans le bon chemin et une profonde gratitude de participer à une aventure si riche et intense.

14. Une nuit tragique

Le téléphone sonne. Je reste un moment dans cet état de transition entre sommeil et réveil. Je sens que j'essaie de le prolonger, peut-être pour ne pas laisser la conscience m'envahir. Parce que j'ai rapidement intégré qu'il était très tôt.

Effectivement, il est 4h du matin, une heure que par-dessus tout j'exècre pour des raisons très personnelles. Je laisse quelques sonneries retentir avant de décrocher. En deux mots j'ai compris, je suis vivement attendue.

Je sais tout de suite ce qu'il va falloir affronter. Avec l'équipe, nous nous y sommes préparés depuis quelques jours. Mais la réalité qui va suivre n'est jamais celle que nous avons essayé d'imaginer. Tant il est vrai que les scénarios anticipés restent très médicaux et ne peuvent intégrer toute la dimension humaine qui va ultimement s'imposer.

Lorsque j'arrive dans la chambre, l'enfant, un garçon de treize ans, est d'une pâleur grisâtre saisissante. Impossible de ne pas ressentir un choc en la constatant. Elle n'était pas présente lorsque je l'avais quitté quelques heures plus tôt. Cette pâleur qui dit les limites extrêmes du corps est glaçante. Elle contraste avec la blancheur des draps. Elle a une teinte terreuse, d'une uniformité impressionnante, englobant pareillement la peau, les lèvres, les doigts. Elle résume tout et nous fige dans un accablement d'impuissance. Le corps semble avoir renoncé. Il n'est pas retranché sur lui-même, recroquevillé comme on le voit si souvent dans les moments de souffrance et de tension. Non, il gît inerte, à peine décelable sous la couverture.

Faire comme si nous pouvions reprendre en main la situation ? Car au fond de nous il y a cette minuscule lueur qui veut encore y croire. Mais, à cet instant, j'ai pleinement conscience que la bataille qui se joue maintenant n'est pas celle de la domination de la maladie mais celle de son accompagnement ultime.

Parler à l'enfant, doucement. Puis se rapprocher de la mère qui s'est allongée contre lui. Etablir un contact physique avec chacun d'eux pour tenter un apaisement, partager une chaleur. Reprendre le fil des soins en essayant de réduire leurs agressions. Baisser la sonorité des alarmes. Modifier la luminosité des écrans de surveillance pour qu'ils soient moins envahissants. Adoucir la lumière de la chambre. Tout simplement, pour nous soignants, accepter et nous rendre attentifs à tout ce qui pourrait être nécessaire, pour apporter une aide la plus adaptée possible.

Lentement, je pose mes mains sur celles de l'enfant qui resserrent les draps du lit. Un instant je crois sentir sous mes doigts un petit relâchement dans ses bras. Peut-être n'est-ce qu'une impression. Je maintiens mon contact, cherchant à prolonger le lien entre nous. C'est alors que je l'entends murmurer dans un lent mouvement de sa tête qu'il incline vers moi : « Ah, tu es là » ! Et puis, ses paupières se ferment et son visage reprend sa place sur l'oreiller. Je reste suspendue dans le temps, figée dans une brume irréelle.

Une nouvelle hémorragie survient. Elle est rapidement maîtrisée, mais elle laisse l'enfant encore plus haletant. Nous essayons par divers moyens de le soulager. Je saisis un de ses regards qui dit son épuisement. Lui, auparavant si lutteur qui m'avait si souvent impressionné. Il avait en effet très tôt compris que sa maladie était sans remède, mais il l'avait en quelque sorte apprivoisée pour vivre avec elle. Parfois elle s'imposait. Il l'a laissé faire pour mieux gagner ensuite. Il a réussi ainsi à passer de nombreux caps difficiles et à arriver à l'adolescence. Son état clinique a alors connu une brutale dégradation que rien n'a pu endiguer.

Quelques échanges à mi-voix avec l'équipe soignante qui m'accompagne pour ajuster le débit des traitements. Puis, nous nous éloignons du lit. La maman saisit bien l'extrême gravité de la situation. Pendant quelques instants, son regard navigue entre le visage de son enfant et l'écran de surveillance qui est silencieux. Le souffle est si faible et elle cherche à s'assurer que tout continue encore.

Le temps passe ainsi, émaillé de reprises de saignements qu'il faut gérer. Nous sommes enfermés dans un espace étrange qui, de plus en plus, semble s'éloigner de l'environnement habituel. Etrangement, même les bruits extérieurs ne nous parviennent pas. Toute notre conscience est captée par les mouvements de vie de l'enfant. Bien malgré eux, ils scandent le rythme de nos pensées. Ces moments sont très rares. Ils nous entraînent hors du temps et de ses réalités, nous plongeant dans une sorte de torpeur qui s'étire sans un espace inconnu. Tout à coup, une hémorragie foudroyante survient, avec sa démesure de rouge qui submerge tout. Progressivement, la respiration faiblit et devient irrégulière. C'est alors que la maman qui était restée allongée contre son fils, se redresse brutalement et dans un mouvement d'effroi, encadre de ses mains le visage de l'enfant et, le plus doucement possible, lui murmure ces mots que jamais je ne pourrai oublier : « Encore une respiration, Titi !... S'il te plaît, Titi !... Encore une respiration ! ». Ses sanglots et ses larmes se mêlent à des cris de plus en plus déchirants …

La suite est insoutenable. La souffrance de la mère est portée à son paroxysme et envahit tout. Le moment d'avant était celui où le contact vivant existait avec son fils. Ce moment s'éloigne à chaque seconde davantage, inexorablement, définitivement …

Pour nous les soignants, la charge émotionnelle de ces situations est extrême. Et puis, nous redoutons ce qui est désormais inéluctable sur le plan professionnel mais si difficile sur le plan personnel, la phase de transition. Nous devons, presque dans l'instant, rompre avec tout ce qui a composé l'espace clos dans lequel nous étions plongés pour réintégrer le quotidien de nos activités et ses réalités.

Les heures qui suivent sont pour nous celles du dépassement obligé de notre souffrance intime. Le plus souvent elles sont vécues dans le plus grand isolement. Nous ne pouvons mettre des mots sur l'horreur vécue. Il nous faut du temps pour retrouver les chemins des échanges entre nous. Le silence devient notre refuge. Il nous faut garder un peu de force pour le travail que nous devons accomplir. Dans ces situations extrêmes, il y a toujours un moment de vertige, une sorte de sidération qui nous fige dans un temps qui n'appartient à rien. L'emprise soudaine du vide, sans aucun élément pour entretenir une quelconque espérance.

Nous restons ainsi enfermés en nous-mêmes. Même nos regards sont éteints. Cela dure de longs instants. Puis, peu à peu, nous reconnectons avec les bruits et les mouvements qui viennent de l'extérieur de la chambre. Une forme de réalité reprend lentement possession de nous. Le monde extérieur se rappelle à nous, dans une sorte de brume qui se dissipe progressivement. Le plus difficile est alors la prise en charge des autres patients présents dans le service. Les familles ont toutes plus ou moins conscience du drame qui s'est joué. Aucune ne pose de questions, comprenant et accompagnant la transition silencieuse qui s'impose.

La nécessité de reprendre le cours des activités médicales est une aide précieuse, qui donne tout son sens au retour à la vie. Les enfants qui nous entourent nous replongent vite dans les exigences du quotidien. J'en ai bien conscience : ils sont une thérapie prodigieuse. Un concentré d'énergie dont ils nous abreuvent sans limites. Ce sont les meilleurs remèdes pour reprendre pied dans le tourbillon des réalités les plus banales. Il y a le pansement qui se décolle, l'oreiller qui est tombé, la télécommande du sommier qui est bloquée, et celle du jeu vidéo qui a disparu dans le lit défait. On s'agite autour d'eux, quelque part soulagé par ces diversions simples qui font le ciment de la vraie vie. L'organisation des activités et leur réalisation reprennent le cours de la matinée. Une agitation un peu excessive mais si nécessaire nous envahit et petit à petit. Dans les jours qui suivront, des groupes de paroles, indispensables pour chacun des membres de l'équipe, seront réunis pour permettre de libérer la parole dans une dimension à la fois individuelle et collective.

Il est toujours difficile de rentrer chez soi après un tel drame. Les enfants dorment dans leur chambre. Georges est en mission à l'étranger. Seule et encombrée de moi-même, je renoue avec le fil de mes émotions dans l'isolement de la nuit noire et de Notre-Dame.

La tristesse me submerge. En boucle, je revois la séquence que nous venons de vivre et son insoutenable réalité. La chambre était comme une sorte de bulle, isolée du reste du service. Nous, l'équipe soignante, étions rassemblés contre l'un des murs, presque immobiles, dans l'attente d'un signe pour apporter l'aide requise. Nos regards étaient concentrés sur l'enfant, et nous essayions, parfois vainement, de retenir nos larmes. Etrangement je remarquais que même notre respiration s'accélérait ou se ralentissait au rythme de celle du jeune garçon. Une forme d'osmose nous avait progressivement envahis, dans une communion qui s'affranchissait du monde extérieur.

En force revenait l'éternelle question sur le choix de nos actions médicales. Avions-nous bien fait ? Aurais-je du engager une autre stratégie ? Un accompagnement différent aurait-il été plus adapté ? Dans cet environnement nocturne si sombre que ni la lune ni les étoiles ne viennent nuancer et dans lequel j'ai senti le besoin de m'isoler, je refais encore et encore le film de la terrible journée, avec ses interrogations sur les soins donnés. Ai-je fait une quelconque erreur ? Le choix de la prise en charge était-il pertinent ? Mes décisions étaient en accord avec les raisonnements et les conclusions dictés par la réalité médicale. Au-delà des connaissances et des preuves de concepts, elle doit aussi intégrer l'être dans toute sa diversité et dans toute sa complexité. Je sens que je suis en train de déraper et de glisser sur une pente vertigineuse qui n'apportera aucune réponse.

Dans ces moments de doute absolu, la solitude est terrifiante. Il faut essayer de saisir des points d'ancrage pour donner une autre direction à nos pensées. C'est alors que la phrase de l'enfant, lorsque je suis arrivée dans la chambre, me revient en force. : « Ah, tu es là ». Etait-ce une façon de me dire que j'arrivais enfin ? sûrement trop tard ? Cela pourrait nourrir la culpabilité que je ressens à ne pas avoir été capable d'inverser le cours des choses. Mais, je le revois me regarder presque avec soulagement pour ensuite reprendre doucement son endormissement. Alors peut-être que ma venue lui a apporté une forme d'apaisement. Je veux garder cette impression. Ce faisant, je suis saisie par le silence qui a accompagné les derniers moments. Je ne me souviens pas de sa part de mouvements désordonnés, de cris ou de gestes de lutte. Au contraire, il semblait se laisser gagner par une sorte de paix intérieure. Ne serait-ce pas là une forme de manifestation, d'expression ultime de cet élan de liberté si particulier chez les jeunes ? De plus en plus, je m'interroge sur cet élan qu'avec le temps et l'expérience j'ai le sentiment de repérer chez les enfants lorsque la maladie envahit leur quotidien. Aucune certitude bien entendu. Mais par mille détails, cela peut exprimer une confiance ultime en la vie, une évidence qu'il est fondamental de vivre, et que tout est possible.

On veut croire que notre présence l'a rassuré et que jusqu'au bout il a ainsi pu ignorer que la fin s'approchait. La maman, elle, a certainement vécu un isolement terrible. Seule de la famille à être là, elle a crié son accablement. Ses mots résonnent encore dans ma tête. Elle implore une respiration… encore une … Je n'avais jamais auparavant entendu pareille demande. Invoque-t-elle le souffle dans sa dimension de force vitale ? Ou bien entrevoit-elle ce cadeau ultime de son fils, comme un socle sur lequel elle va pouvoir s'appuyer pour poursuivre sa propre route ?

Toutes ces expériences partagées avec les patients et leurs proches sont très déstabilisantes. Au-delà de la médecine, nous sommes personnellement interpellés. Il est vrai qu'avec le temps et les situations cliniques vécues, nous orientons obligatoirement notre réflexion sur la vie en intégrant plus fortement la mort. Plus nous avançons dans notre parcours professionnel, et plus la conscience de nos limites nous envahit. Il faut l'accepter et vouloir néanmoins maintenir ces limites les plus éloignées possibles. Le contact avec les enfants est en cela très inspirant. L'élan de vie qu'ils portent et qu'ils nous enseignent doit nous convaincre que l'espoir est toujours là, et qu'il suffit presque de le vouloir. Le fameux : je veux, je peux. Ils nous font aussi découvrir ou redécouvrir les innombrables ressorts du quotidien qui sont des piliers majeurs pour poursuivre le chemin.

Remettre en perspective les épreuves de la journée. Voilà mon souhait ce soir. Ne pas poursuivre l'examen du drame vécu. Chercher un autre angle de pensées. Tout naturellement, je me sers de ce qui s'offre à moi, Notre-Dame. Pilier inconditionnel de mon environnement. Certes la flèche s'est envolée, emportée par les flammes il y a peu de temps, mais les tours restent là dans une présence encore plus puissante depuis l'incendie. Leur vision aujourd'hui est en harmonie avec mon désarroi, car elles se détachent faiblement du noir de la nuit. Comme deux blocs impénétrables qui pourraient paraître hostiles. Je sais qu'il faut dépasser cette impression première et que l'œil doit se fondre dans la noirceur environnante pour retrouver la grâce de leurs contours. En poursuivant leur contemplation, il me semble qu'un délicat dégradé de lumière entoure progressivement la cathédrale comme dans un élan vers l'infini. L'imagination prend le relais.

Pour nous les soignants, la question de la vie et de la mort se pose dès le début de notre pratique médicale. La formation universitaire ne nous prépare pas à la réalité de ce que nous sommes amenés à affronter. Nous cheminons au gré des situations qui s'imposent, de nos émotions et de nos réflexions personnelles. Bien sûr, nous partageons beaucoup et de plus en plus avec les équipes qui nous entourent à l'hôpital, et c'est une aide incontestable. Les réunions d'échanges qui sont proposées permettent d'exprimer nos ressentis et nos souffrances, et, l'espace d'un temps, de rassembler nos solitudes. Ce faisant, elles apportent quelques éclairages sur les solutions que chacun tente de trouver pour continuer à avancer. Elles structurent une forme de solidarité bienveillante.

Le plus dur reste notre propre assimilation du drame vécu et des tempêtes intérieures qu'il a soulevées. Chacun fait comme il peut, avec ses expériences passées, sa sensibilité et sa réalité du moment. J'ai progressivement appris et compris le temps long de la résilience. Elle impose d'accepter les questionnements les plus dérangeants, qui déplacent notre propre zone de confort. Ceux qui reviennent en boucle portent sur mon implication dans la prise en charge des patients. Ai-je été suffisamment présente ? La réponse est forcément non, parce que les sollicitations quotidiennes sont extrêmement multiples. Même si leur priorisation est une règle incontournable, le temps manque absolument. Et là est la culpabilité implacable. Bien sûr, je tente de me raisonner avec toujours les mêmes arguments, ceux d'appartenir à une équipe et ainsi d'avoir des relais.

La vie, la mort. Et la transition ? Un moment d'une extrême complexité. Dans le cadre des maladies chroniques, en particulier génétiques, nous savons l'évolution implacable et devons l'anticiper pour un accompagnement adapté. Lorsque la situation devient critique, j'ai beaucoup de mal à accepter l'impuissance ultime. Etre présente me permet de pallier l'inefficacité des traitements par des mots et des regards. Soudainement, le souffle s'éteint, le cœur s'arrête. Mais je veux toujours croire qu'il y a après cela un espace de transition, un moment intemporel, et une forme de transcendance qui permet à la vie de doucement s'éloigner.

Cette conviction, que j'ai pu progressivement fortifier, est un soutien de plus précieux. Comme ce soir, elle m'aide à m'arracher à la cruauté des derniers instants des enfants que j'ai aimés profondément au travers de ma position de médecin, et qui m'ont enseigné, par-dessus tout, la force de la vie. Ecrit ainsi, cela peut paraître simple. Mais non, absolument pas. Le « je veux je peux » trouve ici une de ses plus grandes exigences. Il faut arriver à repousser les pensées sombres et macabres, puis à s'extraire de leurs emprises. Cela prend beaucoup de temps et d'énergie. Alors seulement, l'imaginaire pourra prendre le relais. D'environnement de beauté et de mystère qu'offre Notre Dame est pour moi un soutien intemporel.

15. Une énigme glaçante

La vie à l'hôpital c'est aussi le quotidien ordinaire et toutes ses facettes qui rythment nos journées. La semaine dernière une situation riche en rebondissements nous a accaparés.

Une de nos patientes, âgée de 4 ans, arrive aux urgences pour un nouvel épisode de difficultés respiratoires. Après plusieurs heures d'observation, elle est transférée dans le service. Nous voyons arriver une petite fille un peu fatiguée mais sans aucune gêne ventilatoire. Elle est installée dans une chambre qui vient seulement d'être libérée. Sa mère est près d'elle et d'emblée exprime son mécontentement d'avoir dû attendre avant de rejoindre l'équipe qui la connaît. Tout le monde s'affaire pour tenter de ramener le calme nécessaire.

La tension étant retombée, la maman expose avec une grande précision la succession des événements qui ont motivé cette nouvelle venue à l'hôpital : la détresse respiratoire apparue brutalement, les accès incessants de toux ramenant de plus en plus de sang rouge. Il ne s'agit pas du premier épisode. Le dossier médical a enregistré de nombreux séjours pour les mêmes raisons depuis environ une année, dans différents centres hospitaliers.

Au cours des mois précédents, les explorations de toutes sortes se sont multipliées. Analyses biologiques, investigations endoscopiques, imagerie, et consultations spécialisées à la recherche d'une cause pouvant toucher plus particulièrement les organes liés à la respiration ou au système digestif.

Un examen approfondi de l'enfant est réalisé. Il n'inspire aucune inquiétude. Les seuls éléments notés sont effectivement des taches de sang autour de la bouche, retrouvées en abondance dans le mouchoir qu'elle tient dans sa main. Les résultats des premiers tests ne révèlent pas d'anémie qui aurait pu refléter un saignement abondant. Un temps d'observation en hospitalisation est décidé. Il paraît en effet important à ce stade de pouvoir préciser les modes de survenue des épisodes de saignements.

Quelques jours passent sans aucun événement sanglant. Nous reprenons l'historique des mois précédents, à l'appui des comptes rendus médicaux collectés. Nous profitons également de la présence permanente de la maman pour détailler le plus finement possible les symptômes rapportés. Ce sont tout à tour les internes et les médecins, les infirmières et les aides-soignantes qui ont la parole. L'enfant est trop jeune pour contribuer à donner des renseignements utiles. Elle dit juste que « çà fait pas mal du tout quand je tousse ». « Tu tousses beaucoup ? ». « Non ». La maman s'interpose alors pour expliquer que sa fille a peur de dire qu'elle a du mal à respirer et qu'elle est à chaque fois traumatisée par la vue du sang sur ses draps et ses vêtements. Ce sont toujours des pleurs interminables, explique-t-elle.

On peut bien sûr comprendre que la petite ait des difficultés à exprimer ce qu'elle ressent. Je la regarde. Elle semble craintive, un peu perdue dans ce lit peu amical et dans un environnement difficile. La mère profite de ma présence pour, pêle-mêle, reposer la série de questions sur les possibles maladies à l'origine des saignements, les causes, ce qu'elle doit faire. Questions qui sont reprises à chaque nouvelle hospitalisation dans le service et qu'elle alimente par sa propre science médicale nourrie de ses très nombreuses recherches sur internet et les réseaux sociaux. Ses interlocuteurs de choix sont les étudiants et les jeunes médecins qu'elle abreuve d'informations. Elle se pose en référente scientifique, avec une conviction surprenante. Ses interventions souvent très longues se terminent toujours de la même façon. Elle explique qu'elle a minutieusement analysé toutes les explications possibles pour finalement aboutir à une certitude : il s'agit d'une maladie nouvelle qui n'a encore jamais été rapportée. Elle s'appuie pour cela sur d'innombrables éléments et indices qu'elle égrène et assène comme autant d'évidence.

Je reste le plus souvent muette. J'ai en effet rapidement compris que son processus de raisonnement excluait toute discussion. Cette fois, je la regarde avec une attention nouvelle. Je note sa fébrilité. Ses mains s'agitent dans un mouvement vertical étonnant comme si elles rythmaient et mettaient en cadence ses mots. Comme des baguettes sur un tambour. Une gestuelle qui permet de donner plus de vie à sa voix étonnamment monocorde. C'est la première fois que je note ce contraste. Sa parole porte mal et c'est peut-être la raison pour laquelle elle martèle sans relâche et avec tout son corps ses propos. Manifestement, elle cherche à convaincre. Elle veut convaincre.

Ce jour-là, je la laisse parler. Je ne réponds pas à sa demande de nouvelles investigations. Je lui dis simplement que nous allons profiter des quelques jours suivants pour voir si un nouveau saignement survient. Elle en est peu convaincue, car, précise-t-elle, généralement les récidives ne s'observent pas si rapidement. Et du reste, je n'ai qu'à consulter le dossier médical. Toujours ce besoin d'avoir raison. De nous faire adhérer à sa conviction profonde que sa fille souffre d'un mal étrange et nouveau. Notre ignorance la désole. Elle seule sait. Aucun rejet de sang n'est observé durant la semaine d'hospitalisation dans le service, et la sortie est organisée.

Plusieurs épisodes identiques vont se reproduire par la suite. Ils vont entraîner des hospitalisations dans des lieux variés. Les responsables des services concernés nous en informent à chaque fois pour mieux adapter la prise en charge et le type d'informations à donner à la mère. Clairement, en multipliant les intervenants et à chaque fois en les abreuvant de détails, elle espère enfin trouver une écoute adaptée. Une personne enfin compétente qui saura trouver la solution en programmant les examens nécessaires.

Tout cela s'étend sur un temps long. A chaque fois que l'enfant arrive dans le service pour un nouvel épisode de sang, elle semble résignée à une nouvelle hospitalisation. Elle nous regarde avec une sorte de lassitude et se renferme de plus en plus sur elle-même. Elle parle à peine, se contentant de répondre à nos questions par un mouvement de tête. Elle ne sourit pas, et ne pleure pas non plus. Très peu d'expression sur son visage. En dehors des rejets sanglants, elle ne présente aucun symptôme, et ses constantes biologiques sont sans particularités. Comme à son habitude, la mère nous inonde de ses récentes lectures sur l'hypothétique maladie rare de sa fille.

Nouvelle hospitalisation. Mais cette fois avec un élément nouveau. A peine arrivée, elle indique vouloir inclure sa fille dans un protocole thérapeutique mené à l'étranger. Pour cela elle a besoin d'un certificat médical. J'essaie d'avoir plus de précisions. Elle élude mes questions, disant que je ne suis pas concernée. Pas concernée : impossible à entendre ! Nous avons organisé de nombreuses réunions de discussion du dossier de sa fille avec des collègues nationaux et internationaux travaillant dans différentes disciplines cliniques, biologiques ou encore génétiques. A chaque fois je l'en avais informée et un compte rendu de synthèse lui avait été remis. Cette étrange séquence m'interpelle. Je me refais le film de la succession des venues de l'enfant à l'hôpital.

Et quelque chose décidément ne va pas. Je repense aux doutes que j'avais parfois eus sur les comportements de la maman et que j'avais partagés avec l'équipe soignante et la psychologue. Rien de précis n'était sorti de ces échanges en dehors du sentiment général que la mère était particulière. Elle envahissait l'espace, même celui de sa fille, et emplissait la chambre de ses monologues. Très souvent, nous la trouvions même installée sur le lit cachant presque son enfant. Alors que les consignes étaient strictes. Pas de parents dans les lits, la visibilité du patient étant la règle absolue pour une surveillance adaptée et si nécessaire une intervention rapide des soignants.

La situation est éminemment complexe. Et nous n'avançons pas. Tous les examens réalisés n'offrent aucune piste valable. Les seuls éléments sur lesquels se centrer sont les symptômes. Les saignements ont bien été observés à l'entrée et sont notés dans le dossier. Du sang est également retrouvé par la suite essentiellement sur les draps. Je cherche et cherche encore. La mère parle de rejets sanglants à la toux essentiellement. Mais ces épisodes n'ont pas été réellement documentés. Nous avions interrogé la maman sur ce point précis. Sa réponse ne variait pas. Ils survenaient sans signes avant-coureurs, et à chaque fois elle avait amené sa fille avec tout le sang sur elle, sang qui avait été parfois observé sur l'oreiller dans les premiers jours de l'hospitalisation.

Oui, mais … Et si …

Et si nous étions engagés sur une fausse piste. Et si nous étions en présence d'une fabulatrice ? Je n'ose y croire. Mais le doute soudain nous a rejoints. Nous refaisons le film avec cette hypothèse. Nous essayons de rassembler des arguments. La mère omniprésente auprès de son enfant, ne laissant personne l'approchait sans qu'elle ne soit à ses côtés. Alertant les soignants qu'un saignement avait eu lieu en montrant les tâches. La relation étrange entre elle et sa fille, faite d'une sorte de domination exercée sur l'enfant qui s'exprimait si peu et toujours après avoir regardé sa mère comme si elle demandait l'autorisation. Jamais d'accompagnement par un membre de l'entourage familial qu'en fait nous ne connaissions pas. A maintes reprises, j'avais demandé à voir le père. Chaque fois, il était occupé, en déplacement, ou encore allait peut-être venir mais très tard. En fait, personne ne l'a jamais rencontré.

La petite elle-même ne le mentionnait jamais et ne parlait pas de sa famille.

Ces situations au cours desquelles une mère rapporte chez son enfant des problèmes de santé répétés qu'elle invente sont extrêmement rares. Ils sont souvent agrémentés d'une note un peu spectaculaire, comme des convulsions, des pertes de connaissance, des plaies. Ces manifestations sont rassemblées dans une entité qui a un nom des plus étonnants, le syndrome de Münchhausen. En référence au baron Münchhausen, militaire allemand dont les aventures ont contribué à créer un personnage littéraire dont la renommée unique était portée par un mensonge compulsif et une affabulation permanente. Un drôle de nom pour une maladie. Dont le seul mérite est d'avoir frappé nos esprits au cours de notre cursus universitaire. Car il était peu vraisemblable que nous y soyons confrontés durant notre vie professionnelle.

Brutalement tout prenait un éclairage nouveau. Et pourquoi pas un syndrome de Münchhausen par procuration, qui correspond à une forme très grave de maltraitance envers un enfant. Une conduite déviante de la part d'un parent, le plus souvent une mère, qui provoque ou exagère des problèmes cliniques chez un jeune patient. Et qui s'acharne à les décrire, à les répéter, à confondre nos limites diagnostiques, et à utiliser un langage pseudo scientifique pour une surenchère d'investigations médicales. Le diagnostic est difficile et il nécessite un temps long pour rassembler les preuves requises.

La suite de l'histoire ? Avec beaucoup de prudence, c'est cette piste qui a été privilégiée. Des structures médicales dédiées ont été saisies pour la prise en charge de la mère, dont la pathologie mentale a pu être documentée. Les procédures psychiatriques et juridiques ont été mises en place. Une histoire bien compliquée aussi pour la famille et l'enfant qui n'a plus jamais présenté de saignements. Car, nous avons pu le documenter, il s'agissait de sang provenant de la mère elle-même… Invraisemblable, mais nous n'avions pas accès à la parole de la jeune patiente. C'est là une difficulté particulière en pédiatrie. Seul son comportement pouvait nous alerter. Comment imaginer de tels scénarios et les répéter, parfois dans l'enceinte de l'hôpital ? Quelles conséquences pour cette petite fille, avec ses traumatismes passés, présents et futurs ? Nous avons tous suivi, dans le plus grand des effarements, les suites de cette tragédie qui s'était en partie déroulée sous nos yeux. Avec un malaise que nous avons eu beaucoup de mal à dépasser. Quels enseignements ! Observer, écouter, être en éveil permanent pour ne pas alimenter de fausses certitudes et pour construire solidement le diagnostic et la prise en charge médicale.

16. Léonard et la résilience

Mon planning cette semaine est rempli de consultations de suivi de patients habitués du service. C'est l'occasion de retrouver Léonard et sa capacité incroyable à entrainer dans son sillage un tourbillon de vie. On oublie à peu près tout lorsqu'il surgit tant sa présence est envahissante. A chaque fois, il arrive bien malgré nous à nous étourdir par le flux d'énergie qu'il dégage. Et il nous faut un petit temps avant de reprendre le fil du présent.

Sans surprise donc il prend possession de l'espace. Embrasse tout le monde aux alentours. Raconte ses nouvelles aventures toujours aussi extravagantes et improbables, en invente certainement beaucoup. Peu importe. Il vit aussi bien dans le réel que dans l'imaginaire, sans vraiment savoir s'il y a une différence. Il semble bien ainsi.

La consultation vit au rythme de ses désirs. Quels sont-ils aujourd'hui ? Je vais bientôt le savoir. Je commence par poser les habituelles questions sur l'évolution de la maladie, les événements récents, les traitements. Les parents hochent la tête pour signifier qu'il n'y a rien de nouveau. Léonard prend rapidement la parole, répondant comme toujours, dans le désordre et au hasard. Je poursuis prudemment mes interrogations pour essayer de me faire une idée de sa situation médicale actuelle, et en arrive à la constatation qu'il est dans un état qui peut être qualifié de stable. A peine ai-je exprimé cette observation que je vois son comportement brutalement se modifier. De rieur et espiègle, il devient presque prostré à la recherche de son souffle. Un silence s'installe, un peu incertain, avant qu'il ne retrouve la parole pour me dire à quel point je me trompe. Le Léonard resurgit, aujourd'hui déterminé à démontrer qu'il ne va pas bien. S'ensuit une kyrielle d'arguments pour expliquer que sa santé se détériore depuis quelques jours. Il connaît par cœur tous les signes de dégradation liés à sa pathologie. Il les utilise, leur donne les nuances les plus démonstratives de son affaiblissement. Pour finalement arriver à la conclusion qu'il va mal et que je n'ai d'autres choix que de l'hospitaliser.

Ce n'est pas la première fois qu'il me fait ce numéro. De temps en temps, il a un besoin profond de faire une sorte de coupure avec son quotidien en venant dans le service. Je suis toujours hésitante lorsque cela se produit. Une hospitalisation est une décision qu'il faut bien peser. Le doute me prend. Et si famille passait sous silence quelques manifestations récentes d'évolution de la maladie pour fuir la réalité ? Et s'il avait vraiment ressenti dans les jours précédents des moments de fatigue intense et de gêne respiratoire répétés ? Et les risques que nous prendrions peut-être à le laisser retourner chez lui, dans un environnement dépourvu d'une surveillance adaptée ?

Toujours le même dilemme car je sais aussi que l'un des plaisirs de Leonard est de se retrouver dans l'univers de l'hôpital. Il connaît tout le monde et tout le monde le connaît. Il y est choyé, entouré, avec une équipe bienveillante à son écoute à tous moments du jour et de la nuit. Il s'y sent bien, comme un petit roi avec sa cour !

C'est à mon tour d'essayer dans le temps court de la consultation de cerner au mieux la réalité de sa condition physique et psychologique. Aujourd'hui, je sens bien que sa demande est celle d'une prise en charge élargie, une pause dans son vécu ordinaire. Et c'est important. Alors je me décide. Je lui explique qu'il semble avoir besoin d'une nouvelle évaluation clinique pour mieux documenter les difficultés respiratoires qu'il indique, et que nous allons en profiter pour débuter un protocole thérapeutique de deux semaines.

Et voilà Léonard le conquérant ! Heureux. Comblé. A nouveau répandant un éclat d'enthousiasme. Quinze jours avec l'équipe : un vrai bonheur. Tout de suite il donne le ton et pare à toutes difficultés inattendues : « Ne t'inquiète pas. Si la chambre 9 n'est pas disponible, j'irai dans une autre ». Car, il a ses exigences dans le secteur d'hospitalisation. La chambre 9 est la plus centrale, celle qui permet de tout voir et contrôler. Sa famille observe, sentant bien qu'elle ne peut qu'accepter la décision. A aucun moment du reste, Léonard ne s'est tourné vers elle pour attendre son accord. Un vrai phénomène : même dans la réalité des exigences de la maladie, il trouve des moments lumineux et joyeux qui alimentent son élan de vie. Il n'y a jamais chez lui de prise pour le découragement et l'abattement. Il mène son combat en transformant les événements en sources inattendues de joie.

Dans la soirée, je le retrouve, le sourire éblouissant, calé avec ses oreillers, en train de plaisanter avec la personne chargée des repas. Tout paraît si simple et facile. Son rire fuse en permanence. Il attire spontanément une bienveillance réjouissante. J'ai aussi le temps de repérer sur l'écran de surveillance un discret manque d'oxygène qui ne le perturbe pas. Je me dis alors que j'ai bien fait de l'hospitaliser, reconnaissant qu'il avait peut-être raison lorsqu'il décrivait ce matin des symptômes qui pouvaient sembler imaginaires. Je réalise encore et encore que l'art médical est d'une complexité vertigineuse. Croire ou ne pas croire ? et qui, et quand, et comment ?

Léonard s'installe, prend des aises et ses repères, manifestement ravi de se retrouver dans la chambre 9. Première étape, l'inspection des lieux. Rappelons que nous sommes dans un hôpital public. Ce qui signifie beaucoup de passages, et une difficulté permanente pour garder les lieux corrects. Je passe beaucoup de temps à vérifier l'état des locaux. Et à faire des rapports pour demander plus de rigueur du ménage qui est normalement assuré par une entreprise extérieure. J'ai beau expliquer l'importance de l'hygiène, mes paroles sont trop souvent peu écoutées, avec les coins des chambres et le pourtour des sols longeant les murs ignorés des balais. Tout cela est dans le champ de vision de Léonard qui s'empresse de dire que rien ne s'est amélioré depuis sa dernière hospitalisation.

Comme si on attendait sa venue pour reprendre la situation en main. En tous les cas, il le croit et le manifeste. Il faut vraiment le voir, parader comme un monarque sur son trône, assis au milieu du lit qui est au centre de la pièce. Tous ceux qui passent devant la porte de sa chambre sont tentés de rentrer, tant l'animation qu'il génère est contagieuse. Je dois reconnaître qu'il se fond à merveille dans la vie du service et qu'il en tire un plaisir réel qu'il arrive à transmettre et à partager. Il est très attentif à tous ceux qui s'approchent de lui, reprenant les conversations là où elles s'étaient interrompues, parlant de lui et de ses prouesses tellement improbables mais qu'il sait, comme nul autre, rendre presque réelles. De toute façon, même l'illusion qui les entoure est plaisante.

Il est toujours impressionnant d'observer ce que la présence de Léonard modifie dans le quotidien du service. Il y a d'abord un mouvement très particulier qui envahit l'espace. Les pas se font plus rapides et aussi plus légers, un rythme entrainant semble les animer. On est loin des marches pesantes de lassitude lorsque le travail est particulièrement soutenu. Les voix se font joyeuses. Pour un peu on en oublierait le contexte de l'hôpital. Une forme de décontraction s'impose, qui rassemble tout le monde dans une communauté bienveillante presque festive. Je pourrais dire, une forme d'état de grâce irréel. En décalage total avec la sévérité de la situation clinique.

Léonard vit intensément le moment présent, qu'il arrive presque à transformer en fête. Même lorsqu'il a de réelles difficultés à respirer, cela ne l'empêche pas de faire du bruit, en essayant de donner plus de sonorités aux accélérations de son souffle. Il les accompagne de mouvements amples de ses bras et des jambes, le tout créant une animation corporelle particulièrement étrange qui ne peut que capter l'attention. Alors on s'approche forcément, on lui demande s'il a besoin de quelque chose. Il adore ces attentions et y répond par un rire communicatif qui fait oublier sa maladie. Oui, c'est bien cela qui nous accroche et nous séduit. Il arrive à nous faire dépasser notre rôle de soignant pour nous hisser à un niveau d'échange léger et joyeux et nous faire partager un moment d'illusion bienfaisante.

Bien sûr, ces instants sont éphémères. La réalité médicale nous rattrape toujours trop vite. Mais il ne s'en plaint pas. Dans ses yeux, je peux peut-être parfois discerner comme une ombre de lassitude ou de tristesse. Je n'en suis jamais certaine, car très vite son sourire puis ses rires reviennent en force. Et avec eux, son cortège de projets.

Car Léonard a toujours des projets. Parmi ceux qu'il a choisis pendant son hospitalisation, il y a l'évaluation des étudiants et internes. Il ne les connaît pas, et cela lui plaît. Il va les observer, les solliciter, poser des questions, retenir leurs réponses, étudier leurs comportements et leurs limites. Et puis, juste avant de retourner chez lui, demander à me parler pour me faire son rapport. C'est toujours un moment très particulier qui commence par : « Je te résume ». S'ensuit un long monologue pour donner sa perception de chacune des personnes et une appréciation de leurs compétences, ponctuées d'éloges appuyés ou au contraire d'arguments dévastateurs. Avec une conclusion magistrale : « Tu devrais garder avec toi le grand blond et surtout pas les autres ». Son jeu est de n'en retenir qu'un qui sera l'heureux élu de cette saison. Au cours des consultations suivantes, il ne manquera pas de s'informer de la suite que j'ai pu donner à ses recommandations.

Il connaît bien entendu toute l'équipe. Et toute l'équipe le connaît, même les personnes qui ne l'ont jamais croisé. Parce qu'il est un sujet de discussion qui capte toutes les attentions. Il y a toujours un moment d'effervescence lorsque je transmets l'information qu'il va être hospitalisé. Etrangement, les questions qui viennent spontanément ne sont pas celles qui concernent son état clinique, mais celles de sa date d'arrivée et de sa durée de séjour, avec l'espoir que ce sera pour au moins deux ou trois semaines. Et tout de suite, il est question d'organisation. Quelle chambre va-t-il occuper ? Tout le monde connaît sa prédilection pour la 9. Quels sont les soignants qui seront affectés au secteur correspondant ? De discrètes négociations commencent alors avec les plannings. Ce qui n'est pas simple. On sent monter une petite fébrilité. Avec une promesse de moments partagés qui s'annoncent plaisants. Je suis toujours saisie par tant d'adhésion de l'équipe à la venue prochaine de Léonard. C'est toujours l'occasion de reparler de ses précédentes hospitalisations et des séquences de rigolades qui les ont émaillées. Ses blagues et comédies sont reprises, dans un joyeux entrain. Tout est bientôt préparé pour l'accueillir.

Sa capacité à s'installer dans un lieu et à immédiatement créer ou recréer les liens et interactions avec tous ceux qui vont l'accompagner est phénoménal. Cela concerne l'équipe bien entendu, mais également les autres patients et leurs familles. Tout de suite, le nom de Léonard se répand dans le service. Même ceux qu'il n'a jamais rencontrés, il les intègre sans délai dans l'environnement qu'il va animer pendant son séjour. Il discute avec tous, avec sa façon si particulière de faire naitre une relation facile et légère juste dans l'instant. Il est immédiatement dans un partage entrainant, lumineux, qui ne s'embarrasse pas des contraintes et des exigences de la maladie.

La maladie fait certes partie de lui. Mais il ne l'invite pas dans les moments qu'il passe avec les uns et les autres. Les échanges sont nourris des mille détails de la vie, d'observations du quotidien du service qu'il arrive à rendre cocasses, de plaisanteries sur les habitudes et les nouveautés de l'hôpital. Il passe beaucoup de temps à faire parler ceux qui l'entourent de leurs vies, de leurs familles, de leurs activités. Il aime écouter. Puis redonner avec ses mots et son entrain une traduction toujours joyeuse des moments de vie qu'il a saisis.

Léonard est un vrai personnage. Ce soir, dans l'environnement de la nuit juste agrémentée de quelques lumières, je pense à lui. Il sait la mort et a sûrement l'intuition de sa précarité. Mais il est si jeune. Sa fragilité ne semble pas l'atteindre. Il est dans la vie et veut vivre intensément. Certes, il ne peut mener toutes les actions que certainement il souhaiterait, mais il est infiniment vivant dans le champ de ses possibles. Sa capacité de résilience est impressionnante. Et cela est essentiel pour ceux qui l'accompagnent. Léonard ne se plaint jamais. Au fil de son combat, il a certainement fait sienne sa vulnérabilité pour mieux sentir et faire résonner en lui le simple plaisir d'exister. Il est dans l'instant, pleinement en harmonie avec l'élan vital qui est sa réalité. Il dit ainsi que la vie est portée par une ressource infinie. Qu'il appartient à chacun de nous d'en prendre conscience.

Léonard est une leçon de vie. Je pense que c'est l'une des raisons qui rend l'équipe si heureuse de le retrouver lorsqu'une hospitalisation est décidée. Nous savons que des soins spécifiques lui sont alors nécessaires et nous sommes tout de suite engagés à les lui fournir pour l'aider à s'améliorer. Au-delà de la prise en charge médicale, il y a cette empathie qu'il sait admirablement susciter, nourrir en nous, et dont nous avons tant besoin. Tout simplement pour continuer à avancer dans une médecine si difficile. Soignants - malades : une aventure façonnée dans une forme de dialogue et d'échange qui nourrit une gratitude mutuelle, sans cesse renouvelée.

Pour nous, la confiance que nous accordent nos jeunes patients en partageant avec nous le vécu de leur vulnérabilité est une source inouïe de dépassement personnel. Pour ceux que nous soignons et qui savent leurs fragilités, la prise en charge que nous leur apportons doit les aider à repousser les limites de la vie.

17. Ne pas juger

L'accueil dans le service de problèmes de pédiatrie divers est essentiel pour garder le cap de notre mission médicale. Ne pas se laisser envahir par l'émotion que nourrissent en particulier les maladies difficiles, dont l'évolution n'est qu'à peine modifiée par les thérapeutiques disponibles, est en effet une exigence qu'il est parfois difficile d'assumer. En cela le quotidien de la vie hospitalière est une aide précieuse, sollicitant de mille façons notre attention et nos efforts. Et souvent pour gérer des situations tellement inattendues.

Ce matin-là lors de la visite je suis alertée par la situation d'un très jeune bébé admis pour difficultés à respirer durant la nuit. L'approche du berceau est rendue difficile par la présence du père dont la masse importante obstrue mon champ de vision de l'enfant. Dans un coin de la chambre, la mère, un mouchoir à la main, semble inerte. Ses yeux sont tournés vers le mur, une attitude que j'interprète comme une grande souffrance de voir son bébé souffrir. Je m'adresse alors au papa, le forçant ainsi à dégager un espace pour me permettre l'accès au berceau. Et là, je découvre un nourrisson endormi, sans signes de gêne pour respirer. Au bruit de la machine de surveillance qui soudain se met à sonner, je le vois bouger, tourner sa tête et ouvrir les yeux. Et bien entendu, je reconnais la signature du visage rond et aplati, avec le petit nez, et la fente des yeux si particulière. L'enfant est porteur d'une trisomie 21.

J'entame alors un échange avec le papa pour connaître les signes qui ont alerté la famille pour venir aux urgences. En fait très peu de symptômes. Probablement plus de craintes d'aggravation que de réelles raisons d'inquiétude. Une obstruction nasale, qui semble en fait modérée. Je fais préciser plusieurs points d'évolution et échange avec l'interne sur la surveillance à organiser. Je m'apprête à sortir après avoir essayé de parler avec la maman qui reste muette, dissimulée derrière son mouchoir. Conscient de la tension ambiante, le père se tourne vers moi et me dit qu'il m'accompagne.

Ce sont alors de longues minutes d'explosion de souffrance visiblement trop contenue. Dans un grand désordre, il dit la mère qui n'accepte pas le handicap, l'enfant qui est malgré tout si mignonne et attachante, sa position impossible, ses efforts pour tenter de faire se rejoindre la petite et sa maman, les prétextes sans cesse repris par sa femme pour venir à l'hôpital et expliquer d'invraisemblables arrêts respiratoires. Le papa dans ce déversement de douleurs regarde le sol. Il ne cherche pas mon regard. En fait, il ne cherche rien. Il ne demande rien. Il a juste besoin d'alléger son corps de toute la misère qu'il ressent.

Je suis dans ce bureau, dans une forme de sidération, figée. En fait si peu préparée à affronter au cours de la première visite clinique de la journée un tel assaut émotionnel. Bien sûr, je vais réagir, faire face, orienter les solutions d'accompagnement. Bien sûr, notre système médical nous fournit des ressources pour trouver la forme d'aide qui convient. Mais dans cet espace-temps très court entre le moment où je ne savais pas et celui où toute la souffrance du monde semble s'être manifestée, je ne trouve pas les mots. Ils me manquent pour exprimer ma compassion. Mon regard se perd dans un brouillard sombre. Le père se tait enfin. Et sans transition, il se lève de son siège, ouvre la porte, et d'un pas pesant rejoint la chambre. Je comprends qu'il n'attend rien de moi. Il a déjà dû entendre tant de discours médicaux qu'il ne peut en espérer un qui trouve une formule magique pour renouer avec un quelconque espoir.

Ce soir-là, dans mon refuge majestueux envahi de silence, je repense à une situation proche que j'avais été amenée à vivre lorsque je n'étais qu'une jeune interne. C'était un jour d'été, joyeux, lumineux, le soleil rentrait avec bonheur dans toutes les chambres du service. Tout semblait devoir bien se passer. Et puis, on annonce un entrant, un bébé venu directement de la maternité. Les motifs d'hospitalisation n'étaient pas très clairs, mais pas d'éléments de gravité transmis. La famille arrive : le nouveau-né de quelques jours, les parents et les cinq autres enfants dont le plus vieux n'a pas atteint dix ans. Un vrai brouhaha. La fratrie est introduite dans la salle d'attente avec la consigne d'être sage. J'accompagne le reste de la famille dans la chambre qui a été préparée. Père et mère sont peu expressifs, semblant résignés à cette arrivée à l'hôpital.

L'équipe soignante installe le nouveau-né et organise son espace médical. C'est alors que le diagnostic s'impose. Il est porteur d'une trisomie 21. Et c'est là son unique motif d'hospitalisation. Les symptômes qui avaient été donnés par téléphone avaient complément disparu ou peut-être n'avaient pas existé. Allongé dans le berceau, le bébé dort paisiblement, étranger à tout ce qui se passe autour de lui. Des capteurs de surveillance sont installés. Les courbes et chiffres qui défilent sur l'écran ne relèvent aucune anomalie. Les parents sont retranchés au fond de la chambre, leurs regards perdus entre le lit et les équipements environnants. Sur le plan médical, les jours suivants ne relèvent pas de difficultés particulières.

La situation que nous avons alors dû affronter a été celle d'une obstination de la mère à dire sans relâche que l'enfant allait mal, que sa respiration était saccadée, et que parfois elle s'arrêtait. Elle semblait répéter en boucle des phrases médicales qu'elle avait entendues. Nous avions beau multiplier les examens et les enregistrements, les lui expliquer avec les conclusions des experts. Rien n'y faisait. Elle insistait pour nous faire comprendre que le bébé risquait la mort à chaque instant. Elle nous mettait en garde, nous accusant presque de ne pas prendre en compte ce qu'elle observait.

La situation s'est progressivement enlisée. Les échanges avec les parents ont mobilisé de nombreux intervenants médicaux et psychologues. La réalité qui s'est petit à petit imposée a été celle du refus de la mère d'accepter un enfant avec un handicap, avec ce handicap. La famille montrait toutes les apparences de l'éducation et de la vie dans les quartiers aisés de la capitale. La fratrie que nous avions rencontrée à l'admission était une parfaite illustration d'un environnement riche de privilèges et dans lequel le paraître était important. Que faisait la trisomie au milieu de tout cela ? Une erreur de la nature à cacher ? Plus le séjour dans le service s'allongeait, et plus la mère s'exprimait devant nous sans retenue, parlant de maladie incurable et de mort proche. Le point de rupture entre les parents était abyssal. Le père prônait l'acceptation. La mère était dans le rejet absolu, au nom peut-être de ses codes sociaux.

Une étrange cohabitation s'était installée. La mère arrivait en fin d'après-midi avec le lot des enfants mignons à souhait et qui sortaient de l'école. Elle les alignait dans la salle d'attente en leur demandant de faire leurs devoirs. Puis elle arrivait dans le secteur des patients. Le plus souvent, elle ne prenait même pas la peine de rentrer dans la chambre, et restait à l'extérieur dans le couloir. Elle demandait au personnel présent s'il était nécessaire d'apporter de nouveaux vêtements. Je ne suis même pas sûre qu'elle écoutait la réponse. Son visage demeurait impassible et fermé. Elle n'avait aucun mot de remerciement pour le travail effectué par l'équipe. Souvent avec une brutalité qu'elle semblait ne pas mesurer, elle fermait la porte du service et repartait avec sa jolie tribu. Le père, lui, venait plus tard, seul. Entré doucement dans la chambre, il prenait le bébé, souvent endormi à cette heure, dans ses bras. Puis il s'asseyait et regardait son enfant dans une proximité étonnante, comme pour l'absorber, le protéger en lui, le soustraire à un monde si hostile. Nul doute qu'il exprimait ainsi une paternité acceptée et assumée. Lorsque l'enfant poussait quelques cris, vite il essayait de le calmer avec ses mots d'amour à lui. Tant d'années après, j'ai encore le souvenir de ces séquences empreintes d'une douceur presque irréelle.

Il a bien sûr fallu mettre un terme à l'accueil du bébé dans le service. Le relais a été pris par les services médico-sociaux concernés. La mère n'est pas venue chercher l'enfant à sa sortie de l'hôpital. Seul le père était présent, tellement lourd de souffrances et de bouleversements. Il a pris son enfant dans les bras avec une infinie douceur, et nous a remerciés.

Par la suite nous avons appris que l'enfant avait été confié à l'adoption. Tragique histoire. Qui nous a tous interpellés et rendus mal à l'aise. Nous ne pouvions rien dire et rien faire. Comme des spectateurs muets qui ne devaient pas exprimer ce qu'ils pouvaient ressentir.

J'étais au début de mes activités hospitalières. Cette situation dépassait complètement le domaine du soin. Elle nous projetait dans un autre monde, que nous devions également intégrer. Celui de la vie, sous toutes ses formes. Qu'il fallait accepter, sans juger. Mais, nous avions encore peu de ressources pour faire face à tous ses coups et blessures. Et aussi peu de temps pour échanger et trouver une forme d'aide. Et sûrement, pas l'envie non plus. Le plus simple restait d'enfouir cela au fond de nous. Ce que nous avons appris à faire. De temps à autre néanmoins, ces situations tragiques se rappellent à nous. Les souvenirs que nous réactivons ainsi font écho à d'autres expériences vécues. Pour moi, ces moments que je vis au fond de moi sont très particuliers. Un enchaînement de pensées m'assaille, qui peut me tenir en éveil pendant de longues heures la nuit. Mes démons comme je les appelle.

18. Une leçon de vie avec Tom

C'est au tour de Tom de revenir aujourd'hui dans le service pour un court bilan. Ses épisodes de décompensation avec des saignements respiratoires qui avaient motivé une hospitalisation en urgence voici plusieurs semaines ne se sont pas reproduits. Tom, un amour de patient comme je l'ai décrit précédemment. Quinze ans seulement, et une sérénité face à la maladie qui impressionne tous ceux qui le croisent.

Un grand sourire pour m'accueillir. Cette expression si douce de son visage m'émeut toujours. Il ne réalise probablement pas à quel point il me donne du courage pour affronter toutes les exigences médicales que sa maladie impose. Sa seule présence suscite un élan joyeux, si particulier qui fait presque oublier la gravité de son état clinique. Quelle conscience a-t-il de cela ? Je m'interroge toujours.

Parmi les passions de Tom, il y a les contes et les fables. Avec un grand faible pour celles de La Fontaine. Il explique qu'il les a découvertes très jeune avec son grand-père qui savait si bien les raconter et les faire vivre. Je sais que Tom va bien quand son humour lui fait dire en me voyant : « est-ce docteur tant-pis ou docteur tant-mieux qui arrive ? ». Il adore la fable des médecins et prend plaisir à m'interpeller dès qu'il le peut. En riant, il reprend quelques-unes de nos discussions pour faire pencher la balance dans un sens ou dans un autre. Aujourd'hui, il me fait passer pour le docteur tant-pis, embarrassé dans son cortège de conseils tellement inutiles. C'est un moment délicieux entre nous. Il arrive à provoquer tellement de rires avec ses mimiques.

D'où lui vient cette sérénité qui semble l'habiter chaque jour davantage ? Sûrement pas de l'anticipation d'une évolution favorable de sa maladie. Il a depuis longtemps compris qu'il n'y avait pas de traitements disponibles pour envisager une guérison. Et il est conscient que sa situation aujourd'hui est meilleure que celle de demain. Il accepte simplement cette évidence. Mais son regard reste malgré tout pétillant. Il ne se bat pas sur le terrain du contrôle de sa pathologie, mais sur celui du quotidien et de la vie qu'il faut préserver à tout prix.

Il sait sa vulnérabilité et la dépasse. Comme s'il se laissait conduire par une force intérieure qui lui donnait l'énergie d'ignorer sa fragilité pour accéder à une vie libérée des soucis du quotidien. Dans une harmonie intérieure profonde et insouciante. Oui, c'est cela. Je ressens chez lui une forme de liberté nourrie de l'acceptation de sa propre réalité. Il est comme il est. Il accepte ses limites et s'en sert pour construire son équilibre intérieur. Il me dit souvent qu'il est comme le roseau de La Fontaine. Une fable qu'il adore et qu'il récite souvent.

Lorsque je suis inquiète par les résultats des examens auxquels il doit se soumettre régulièrement, il me sourit en répétant : « n'oublie pas que je plie mais ne romps pas ». Et le voilà sur son lit, mimant le chêne et le vent qui se lève. Avec ses bras, il fabrique une tornade. Il se raidit, ferme les yeux, et serre les mâchoires de toutes ses forces. Ses mains voltigent de plus en plus haut dans un mouvement circulaire qui devient excessivement rapide. Et puis, d'un seul coup, tout son corps s'effondre. « Anéanti, déraciné », dit-il. Alors il se redresse, rieur, et raconte cette fois le roseau et sa résistance. Et les mystères et ressources de la nature, à laquelle il faut juste faire confiance.

Une leçon de vie ! Comment fait-il pour avoir une telle confiance dans la vie, alors que sa situation clinique est à haut risque avec ces hémorragies qui vont et viennent sans que nous puissions les prévenir ? Comment peut-il accepter sans débat les contraintes majeures imposées par la maladie ? Lorsqu'il est particulièrement mal et qu'il sourit, je m'interroge : joue-t-il un jeu avec nous ? Cherche-t-il à nous rassurer ? Plus le temps passe, plus les échanges avec lui se multiplient au gré des consultations et des hospitalisations, et plus j'ai la conviction qu'il ne calcule pas. Au fond de moi, je se sais qu'il accepte sa réalité qui devient ainsi sa vérité.

En acceptant sa situation, il se forge un espace de liberté qui lui permet d'exprimer son plaisir de vivre. Il est facilement espiègle et aime raconter des situations dérisoires. Il est toujours très inspiré par la fable de la grenouille et du bœuf qui lui offre l'occasion de mettre en scène des personnages variés de la vie quotidienne, souvent portés par l'ambition de l'inutile. Il peut ainsi inventer de nombreuses histoires qu'il prend plaisir à partager. La dernière en date, le postier et le cosmonaute. Une improbable rencontre entre un individu empli de rêves qui a pour habitude tous les ans d'envoyer aux étoiles les lettres des enfants adressées au père Noël. Et un homme que la vue du ciel n'impressionne même plus. Le postier écrit sur chaque enveloppe un nom d'étoile. Lorsque le sac postal est plein, il raconte qu'il le lance dans le ciel. Le cosmonaute lui rétorque que les lettres ne peuvent que retomber sur terre. Et le postier de lui répondre que l'esprit des courriers s'est bien envolé pour rejoindre les étoiles. Et le voilà qui brode sur la bêtise de celui qui, dit-il, ne peut s'évader dans un monde imaginaire.

Tom adore tout ce qui échappe à la réalité du moment. Qu'il balaie toujours d'un haussement de sourcils dans un visage toujours souriant. Il sait que c'est une stratégie souvent efficace. Ainsi à la question : « As-tu eu des saignements ce matin ? », il répond en esquissant un petit rire : « A ton avis ? ». Il veut dire ainsi : oui ou non, qu'est-ce que cela change, puisque je me sens bien maintenant. Pas toujours facile pour nous d'évaluer réellement la situation.

Pour un peu, on se laisserait porter par le charme de Tom et sa façon de nous raconter la vie qui, tout simplement, nous entoure et qu'il suffit d'accepter. Là est aussi le danger. Il ne faut pas se laisser bercer dans son univers bienveillant, et ainsi s'égarer. Tom est ici parce qu'il est malade. Nous sommes à ses côtés parce que nous sommes ses soignants et nous devons intervenir dans la pleine conscience de nos responsabilités.

Tom fonctionne dans un monde qui ne veut pas s'embarrasser des contraintes du quotidien. Il ne dit jamais qu'il va moins bien. Il peut parfois, parce qu'on est devant lui, accepter de reconnaître qu'à l'instant de notre discussion, il respire un peu plus vite. Mais il ne dira jamais : « Je vais mal ». A nous d'observer, d'évaluer, puis de traduire. Et d'agir. Il accepte, en confiance. Avec le temps, une sorte d'accord tacite s'est établi entre nous. Il sait les complications attendues de sa maladie. Rien ne sert de les rappeler. Investissons dans les promesses de moments plus légers, qu'il faut juste imaginer.

Chacun dans son rôle. Voilà la règle. Il se prête aux nouvelles prescriptions d'examens de toutes sortes et de traitements. Jamais d'opposition. Juste parfois l'interrogation : « Tu es sûre qu'il faut refaire cette radio ? Je l'ai déjà eue hier ». J'explique pourquoi il est nécessaire de comparer les images. Avec le temps, je mesure l'importance de ces échanges étroits avec les patients et leurs familles pour réellement apprécier la pertinence des examens et explorations qui sont décidés. Et ne pas les multiplier sans avoir expliqué les bénéfices attendus. Cette démarche n'est pas toujours facile, car il ne faut pas risquer de se perdre dans les interrogations sur les zones d'ombre, les zones grises de la pathologie.

Leçon de vie ? Encore un enfant, et en même temps une capacité impressionnante à accepter les épreuves imposées par la maladie ! Certains évoquent une maturité particulière du jeune malade. Ce mot qui pourrait suggérer un plein développement des capacités de l'individu n'est pas adapté à ce contexte particulier. Il y a chez Tom comme une philosophie du roseau. Il en a la fragilité, l'a reconnue et quelque part intégrée, en a accepté les limites et les faiblesses, les a ancrées en lui, pour suivre son propre chemin de vie dans une forme de vérité, malgré les vents, simplement, vers une lumière qui autorise tous les rêves.

19. Le choix de la pédiatrie

Je mesure chaque jour ma chance de diriger un service de pédiatrie, et de travailler au sein d'une équipe soudée. Mais si je suis infiniment heureuse d'occuper cette charge, je n'en tire aucun orgueil. Je suis arrivée là parce que, tout simplement, je le voulais et que j'ai franchi les étapes requises. Le fameux : « je veux, je peux ».

Je dois cependant reconnaître que cela n'a pas été aisé. Lorsque j'ai commencé à me projeter dans une carrière médicale universitaire, nous étions peu de femmes. Les hommes occupaient la plupart des postes dirigeants. De plus, du fait de leur position, ils contrôlaient l'accès des plus jeunes aux fonctions à responsabilités. Avec un souci d'en préserver la signature masculine.

L'entrée dans les stages pratiques a été révélatrice. Les chefs étaient essentiellement des hommes. Dans un service il y avait le patron, son adjoint, puis des assistants. Quelques rares filles parmi les internes. La figure féminine était incarnée par la surveillante générale à la tête des infirmières et aides-soignantes.

Nous appartenions au contingent des étudiants hospitaliers, encore appelés externes. Rapidement, nous avons senti que ce contingent n'était pas traité de manière uniforme. Les garçons étaient plus facilement repérés et sollicités, non seulement par la hiérarchie médicale, mais également par les soignants non médicaux. Et cela était un peu déroutant. Je me souviens, en particulier de deux stages de chirurgie. Les garçons étaient en priorité choisis pour assister les chefs dans les blocs opératoires. Les filles assuraient le suivi des opérés en salle.

Rapidement, cette répartition des tâches s'était imposée et nul n'avait cherché à la discuter.

Le plus étonnant a peut-être été le positionnement de la surveillance générale et des infirmières habituées du service. Clairement, dès le début du stage, les étudiants masculins avaient leur attention et leurs faveurs, leur permettant d'acquérir rapidement et efficacement les exigences et routines du travail. Pour les filles, l'accueil était plus distant. L'expression possible d'une forme de compétition ressentie par l'équipe soignante féminine au sein d'une structure dirigée par des chirurgiens. J'ai le souvenir de moments déplaisants, déplacés, qui nous mettaient dans des situations difficiles. Nous aurions aimé pouvoir compter sur un soutien de la surveillante ou de ses cadres. Mais il n'existait pas et nous ne pouvions nous appuyer que sur notre petit groupe d'étudiantes.

Il y avait le travail de la journée qui a rapidement trouvé son rythme et ses repères. Et celui, autrement difficile, des gardes. Bien sûr, il y avait les patients qui arrivaient parfois, en urgence, dans un état déplorable. Je pense que j'aurais toujours le souvenir de ce jeune, d'une vingtaine d'années, admis en pleine nuit pour un accident de moto, et dont les deux pieds avaient été sectionnés. Ses hurlements terrifiants résonnent encore dans ma tête. Ils envahissaient tout l'espace et nous pétrifiaient. Impossible de soutenir son regard qui nous transperçait et nous glaçait. Bien des années après, je le revois sur son lit, son corps tendu, raidi à l'extrême comme un ressort prêt à éjecter le plus loin possible, avec l'énergie du désespoir, le cauchemar de la vie qu'il entrevoyait. Il refusait toutes visites. Restait muet et ne demandait rien.

Confrontés à tous ces drames, nous devions rapidement apprendre à mobiliser nos propres ressources pour simplement continuer à avancer. Cela s'inscrivait dans les étapes de la formation que nous devions acquérir. Un processus difficile pour un étudiant débutant qui doit admettre sa solitude dans ces situations extrêmes et se forger petit à petit un plan de bataille pour intégrer les souffrances qui l'entourent.

Lorsque je pense à cette période, je réalise combien nous avons vécu des bouleversements intérieurs importants avec un bagage des plus rudimentaires. Notre jeune âge ne nous avait pas préparés à la brutalité des chocs qui s'imposaient à nous, et nous n'avions pas les supports que nous aurions pu imaginer et souhaiter. Bien entendu, les événements douloureux nous interrogeaient sur notre propre vie. Et surtout, dans les rapports aux autres, aux patients, ils laissaient émerger la conscience de notre impuissance. Nous apprenions les limites de la profession auxquelles nous n'avions jamais songées. Nous prenions de plein fouet la réalité des souffrances physiques et morales associées aux maladies et accidents divers.

Ces années de formation ont été âpres, et je me demande comment nous faisions pour néanmoins poursuivre notre cheminement dans un monde si dur. J'y suis passée, bien entendu. Comme les autres. Mais je pense que j'ai enfoui profondément en moi les combats intérieurs obligatoirement menés. Il ne pouvait en être autrement. Et j'ai fait en sorte que l'explosion de tout ce contenu ne se manifeste d'aucune façon. Garder pour soi, et ne pas passer de temps à exprimer sa propre souffrance. Elle n'intéresse personne. Les patients préfèrent, et on peut les comprendre, l'ignorer. Quant aux soignants, il faut une extrême vigilance pour ne pas laisser entrevoir ce qui pourrait être considéré comme une faiblesse et qui pourrait nuire dans les rapports qui progressivement s'établissent. En un mot, d'emblée afficher une apparence de force.

Et construire ainsi son personnage. Car le monde de la médecine hospitalière n'est pas aussi vaste qu'on peut le croire à nos débuts dans la profession. C'est une petite communauté. On est rapidement jaugé, et l'image qui sera ensuite véhiculée ne pourra être modifiée. Voilà ce que nous devions rapidement et rudement assimiler. Sans préparation et sans aide. Tous les jeunes étudiants se trouvaient plongés en même temps dans un inconnu rempli d'embûches et d'angoisses, et dans lequel la solidarité ne trouve que rarement et difficilement une place.

La rudesse était partout. Pas seulement les patients mais également la vie hospitalière avec tous ses rythmes et obligations. Il y avait ainsi les gardes des urgences avec leurs lots de difficiles réalités. Je redoutais les personnes ivres qui arrivaient dans des états de déchéance absolue et dont il fallait recoudre les plaies. Sans vraiment de formation. Au milieu de la nuit, avec juste l'aide d'un infirmier, nous devions enlever les débris de verre enfouis dans le sang qui coulait à profusion, et tant bien que mal nous servir des aiguilles pour tenter de colmater la brèche, dans l'ambiance des hurlements et des agitations qui rendaient les gestes de petite chirurgie encore plus difficiles. Il y avait également les jeunes drogués et les agressions de rues. Et puis les incivilités, les injures et les risques de coups. Si on parvenait à prendre une pause, on se retrouvait dans la fameuse salle de garde avec ses obscénités qui envahissaient non seulement les murs mais qui étaient également vociférées par des habitués qui rendaient ainsi les moments de détente supposée encore plus inconfortables. Je peux comprendre que ces pratiques n'étaient pas forcément personnalisées et qu'elles permettaient surtout à ceux qui les perpétuaient d'évacuer la tension intérieure qui les submergeait. Mais, j'ai toujours pensé que rien ne les justifiait.

Ces débuts en chirurgie m'ont fait prendre conscience de l'emprise masculine qui pouvait s'exercer dans certaines structures hospitalières et de ses dangers. D'autres stages ont suivi dans des spécialités variées, m'immergeant dans le monde tellement vaste de la médecine adulte. Celle qui englobe les jeunes à peine sortis de l'adolescence jusqu'aux personnes très âgées. Leur cohabitation imposée par les règlements hospitaliers n'était pas facile à vivre pour nous les étudiants. Les priorisations de prise en charge étaient variables d'un service à l'autre. Elles dépendaient bien sûr des pathologies. Mais intervenaient également les patients eux-mêmes, leurs âges, leurs situations, ainsi que les choix stratégiques dictés par les responsables. J'ai ainsi vécu des accompagnements de malades qui pouvaient heurter. Des personnes qui se retrouvaient dans un grand isolement. Des fins de vie sans fin. Des luttes pour survivre, solitaires. J'ai été bouleversée par des patients qui se savaient perdus et qui nous criaient leurs angoisses et leur terreur de la mort. Nous étions trop souvent les uniques confidents de leur désespoir.

Depuis très jeune, je m'étais rêvé médecin d'enfants. Une forme d'évidence s'est progressivement développée en moi. Naturellement, simplement, par un goût, une attirance venue d'une source mystérieuse. Je n'ai pas cherché à en percer l'origine. J'ai intégré ce désir sans jamais le remettre en question et me suis laissée guider. Mais rapidement, mes premiers stages d'étudiant ont confirmé mon inconfort à exercer dans l'univers des patients adultes. Et puis, j'avais beaucoup de difficultés à supporter leurs remarques et parfois leurs sarcasmes, et leurs insistances pouvaient être réellement désobligeantes. Alors, sans aucune hésitation et avec une évidence heureuse, j'ai le plus vite possible rejoint le monde de l'enfance et de la pédiatrie.

Une évidence ? Absolument ! Comme pour toutes les spécialités médicales, le champ des connaissances à investir est important. J'ai été rapidement fascinée par la dynamique incroyable du développement de l'enfant. Il y a bien sûr tous les aspects de la croissance et de la maturation des différents organes, avec leurs invraisemblables plasticité et capacité de réparation. Tout va vite et tout peut se remettre en place (ou presque). Et puis, il a le domaine de plus en plus investi de la psychologie de l'enfant, qui donne toute sa dimension à la construction de la personnalité qui se structure progressivement suivant des phases bien définies.

Des connaissances développées au cours des décennies précédentes, on comprend le rôle essentiel de la parole dans l'éducation. Avec Françoise Dolto, entre autres, on prend conscience que le très jeune enfant intègre la voix et les mots. Il est donc primordial de lui parler au même titre que l'on échange avec son entourage familial. Parler, dire des mots, l'écouter, le regarder, utiliser l'expression de notre visage pour mieux interagir avec lui. Voici les clés de la prise en charge en pédiatrie. On se doit de l'enseigner et de le répéter sans relâche aux étudiants. J'insiste toujours pour qu'ils mettent l'enfant, même bébé, au centre des entretiens médicaux en s'adressant toujours à lui en premier, et en le sollicitant le plus possible ou cours de la consultation.

L'adolescence a également ses particularités. C'est un moment de transition et de vulnérabilité, l'enfance disparaît. L'armure construite depuis une bonne dizaine d'années se fissure, créant un espace de fragilité importante avant l'acquisition de l'enveloppe adulte. Nous les soignants devons comprendre et intégrer ces bouleversements. Et apprendre à utiliser les mots qu'il convient pour ne pas créer de difficultés supplémentaires dans les différentes situations médicales qui peuvent se présenter.

Je me suis souvent demandé lorsque j'étais jeune étudiante si je serai capable d'affronter la souffrance de l'enfant. Prise isolément, elle est forcément insoutenable. Mais la pratique nous entraîne, sans que nous en ayons vraiment conscience, à ne pas la prendre en compte pour elle-même. Elle est indissociable du contexte dans lequel vit l'enfant. La maladie est un tout complexe, fait de défaillances du corps, de douleurs engendrées tant physiques que morales, de modifications des liens avec l'environnement familial, de capacités de transcendance et de résilience, de temporalités. L'enfant vit le temps fugace avec une énergie qui peut rendre son combat dans l'instant plus performant. Et parfois si soudainement. Cela m'a toujours impressionnée. Fascinant. Une force insoupçonnée qui tout d'un coup surgit du plus secret de lui-même pour l'aider à braver l'adversité.

20. Retour de Suzanne

Suzanne va arriver. Voici le message de trois mots que me laisse Félicie et qui s'affiche sur l'écran de mon portable. Elle utilise ce moyen de communication pour me transmettre des informations importantes. Des alertes qui vont obligatoirement modifier mon planning qu'elle va devoir réorganiser. Dans l'instant qui suit, je dois m'extraire du contexte de la réunion d'experts dans laquelle je suis plongée depuis le début de la matinée, et renouer avec l'exigence médicale. Immédiatement, je visualise Suzanne telle qu'elle était lors de ma dernière consultation il y a quelques semaines. Elle n'avait pas suscité d'inquiétudes particulières. Le texte laconique de mon assistante qui sait mieux que quiconque autour de moi hiérarchiser les priorités de mon agenda donne immédiatement la mesure de l'urgence qui brusquement s'impose.

Tout a été rapidement préparé. Suzanne est à nouveau là. Mon regard se pose sur elle et je voudrais ne voir qu'une petite fille de 9 ans endormie dans son lit. Mais la réalité est toute autre, brutale, violente. Ne laissant prise à aucune hésitation. Vite, l'organisation de ce qui avait déjà été discuté lors de sa dernière hospitalisation en urgence. Sa fonction respiratoire est devenue inefficace. Ses lèvres sont bleutées. L'oxygène lui manque absolument. Le passage en réanimation ne peut attendre, de même que la décision de mise sur liste de transplantation.

Tout s'enchaîne dans une fébrilité contenue. La séquence des événements qui allaient se mettre en place avait été longuement présentée aux parents les mois précédents lorsque l'état de Suzanne était devenu critique et que l'option de la greffe commençait à s'imposer. Les échanges avec eux aujourd'hui confirment leur accord. Ils sont presque soulagés de ne pas avoir à reprendre toutes les discussions que nous avions eues pour les éclairer sur les stratégies thérapeutiques possibles. Ils ont été largement informés ; ils ont pu poser toutes les questions qu'ils souhaitaient ; ils ont entendu les réponses ; ils se sont rapprochés d'autres familles qui avaient été confrontées à un parcours similaire ; ils disent en avoir parlé avec Suzanne ; ils précisent enfin que les mois passés avec tous les éléments rassemblés et toutes les réflexions menées leur ont donné la confiance requise.

Soulagement pour les équipes soignantes qui vont intervenir. L'adhésion des parents au projet est une phase clé du dispositif. Toutes et tous autour de Suzanne nous savons que la partie n'est pas gagnée d'avance. Mais réunis par la même conviction que la décision prise est la seule possible, nous nous laissons envahir par la certitude du succès final. C'est une sensation bien particulière. Nous devenons absolument et tous ensemble confiants. Les discussions et les actions qui vont se mettre en place s'inscrivent résolument dans un optimisme farouche et bienfaisant. Un vrai ciment qui nous rassemble et qui est la condition absolue et nécessaire pour gagner la bataille qui s'engage.

Une forme de seconde naissance se prépare ainsi. C'est une expression que j'emprunte à plusieurs parents qui ont accompli le terrible cheminement de la transplantation pulmonaire. Naissance parce que, disent-ils, leur enfant ne sera plus jamais tout à fait le même. Un autre individu fera désormais partie de lui. Ce que je retiens de toutes les expériences de ces situations si extrêmes que j'ai pu vivre, c'est cette dimension vertigineuse qu'ils tentent d'assimiler.

Nous sommes rapidement projetés dans l'agitation liée à l'événement qui s'annonce. Pour Suzanne, la décision a été prise dans l'urgence. Bien qu'elle ait été discutée à de nombreuses reprises les mois précédents, la date n'avait pas été précisée. Pour donner du temps à l'inespéré de se manifester, de l'emporter. Car comme on peut le découvrir de la manière la plus inattendue possible, tout peut arriver. Une précipitation dans la sévérité extrême. Ou à l'opposé une amélioration miraculeuse. Nul ne peut prévoir. Une évolution encourageante s'observe peut-être plus souvent chez l'enfant. Sa capacité d'adaptation aux agressions qui peuvent l'assaillir de mille façons, est phénoménale.

J'ai pu vivre dans ma pratique des situations qui semblaient sans issues et qui, tout à coup, retrouvaient l'étincelle de vie. Un élan nouveau se propageait à l'ensemble du corps qui petit à petit semblait se réveiller d'un mauvais sommeil. Et l'enfant progressivement renouait avec un quotidien qu'il apprenait à s'approprier. Pour ma part, mes années de formation m'ont très vite orientée vers une attitude plutôt portée par l'optimisme, avec la recherche sans limites de solutions pour gagner du temps sur l'impossible. Suzanne est maintenant entrée dans la phase si délicate de la préparation à la greffe. Les équipes dédiées s'affairent autour d'elle. Leurs gestes sont précis et coordonnés. Ils se succèdent dans une séquence parfaitement orchestrée. Chacun des acteurs connaît son rôle. Et étrangement, l'organisation paraît à ce point huilée qu'on en oublierait le chef opérateur de la réanimation. Et pourtant, il est bien là. L'œil exercé à contrôler tous les circuits qui, dans le même temps, lient les soignants, les machines et le patient. Ce qui frappe encore et encore c'est le brouhaha des voix qui restent dans le registre des intonations murmurées, sans cris ni éclats.

Bientôt, Suzanne nous échappe. Les décisions la concernant sont maintenant sous la responsabilité de nouvelles équipes qui vont intervenir aux différentes étapes du processus de greffe. C'est un moment bien étrange et difficile. Nous qui l'accompagnons depuis son plus jeune âge, nous cessons d'être les acteurs principaux de sa santé. Toutes ces années, nous avons été en première ligne pour sa prise en charge. Nous avons tissé des liens de grande proximité. Mais à partir de maintenant, les relations vont s'inscrire dans un autre registre. Dans une dimension d'accompagnement bien différente de celle qui nous a rassemblés tout au long des années précédentes. Je ressens un étrange vertige, que je n'avais pas anticipé. Comme un vide qui soudain m'isole.

Je me rapproche des parents qui sont retranchés dans un coin de la chambre. Eux aussi réalisent que la situation n'est plus celle qu'ils ont connue. Les discussions autour de la greffe étaient très théoriques. Brutalement, ils comprennent que tout cela est passé. Il n'y a plus lieu de peser le pour et le contre. Car ils ont donné leur accord. Ils comprennent à cet instant ce que cela signifie. Ils sont maintenant projetés dans le concret de leur décision et en restent sidérés.

Ils me regardent avec un effroi terrifiant. Oui, une forme de terreur s'empare d'eux qui semble littéralement les broyer. Comme s'ils avaient accepté qu'une forme de vie soit ôtée à leur enfant. Et dans un murmure à peine audible, ils expriment leurs doutes sur l'accord qu'ils ont donné. Mais ils savent qu'il est trop tard et qu'ils n'ont plus de choix.

C'est une séquence inoubliable, à la limite du supportable pour nous tous. Et resurgit dans mes pensées un moment difficile vécu quelques mois plus tôt. Un patient du même âge que Suzanne atteint aussi d'une maladie rare. Alors que l'enfant était installé sur le brancard qui devait l'amener dans le secteur de réanimation, la maman s'était brutalement interposée. Elle s'était jetée sur lui et enserrant sa petite tête qu'elle couvrait de larmes. Elle disait qu'elle ne savait pas, qu'elle n'avait pas compris ce qu'on lui disait lorsqu'on parlait de greffe. Son acharnement physique à se maintenir agrippée à son fils était hallucinant. Une force hors norme la possédait soudainement. Elle criait, pleurait, s'agitait dans tous les sens, éperdue de douleur. Et je me souviens encore combien cet assaut de souffrance extrême nous avait profondément déstabilisés. Dans son désespoir ultime, elle assurait que la signature du document autorisant la greffe n'était pas la sienne. Quelqu'un avait dû l'imiter. Un retard considérable avait alors été pris pour réunir la famille, compromettant la suite.

Je repense aux doutes qui m'avaient alors envahie. Avais-je donné les bonnes informations ? Les avais-je suffisamment expliquées ? Je n'étais plus sûre. Et pourtant j'avais, avec toute l'équipe de professionnels impliqués dans le processus de décision, informé et accompagné longuement la famille. Chacun avec son expertise avait répondu aux questions des parents. Ils avaient beaucoup de difficultés avec l'identité future de leur enfant. Quelle sera-t-elle ? Quelle partie sera un autre ? Il ne sera plus vraiment lui car une autre personne vivra aussi en lui. Et donc, la famille du donneur pourrait revendiquer une partie de lui. Là était leur grande hantise : qu'ils ne soient plus les uniques parents. Reprenant nos explications sur l'anonymat des dons, ils répliquaient qu'il serait toujours possible de retracer l'origine de l'organe. La perte de l'identité biologique était un sujet central de leurs appréhensions, et nous avons essayé d'y répondre de la façon la plus adaptée possible.

Suzanne a elle aussi été très inquiète par l'idée de ne plus « être elle », comme elle le disait. Parmi toutes les modifications qu'elle imaginait, elle avait en tête que l'organe greffé modifierait son âge. « Il faudrait qu'il ait le même que moi » disait-elle. Et elle ajoutait : « sinon, je serai plus jeune ou plus vieille. Et si le donneur est vieux alors je serai vieille et je mourrai bientôt ». Bien entendu, les explications de la biologie n'étaient pas compréhensibles pour elle. Et j'avais toutes les peines du monde à combattre sa croyance très simple qu'elle résumait ainsi : « Si tu mets un vieux poumon, il ne marchera pas bien et je ne pourrai pas faire tout ce que je veux. Et si je ne peux courir et danser, alors tout mon corps deviendra ratatiné comme celui d'un vieillard ». Ses parents essayaient de lui faire entendre raison. Mais au fond d'eux, j'ai souvent senti qu'ils étaient un peu de son avis.

Outre la qualité du greffon, les parents de Suzanne ont longtemps repris la question de la dette et de la culpabilité vis-à-vis de la famille du donneur. Lorsqu'ils en parlaient, ils ne mettaient pas dans la balance le bénéfice pour leur fille. Non, ils revenaient toujours à la question : comment accepter sans contrepartie ? Et ils insistaient sur l'argument qu'il faudra bien payer un jour. Mais comment ? On ne connaît pas le donneur. La question de l'anonymat était à nouveau reprise. Parfois les échanges prenaient une autre tournure, aussi complexe. Si une famille acceptait de donner l'organe d'un proche, c'était uniquement pour le faire vivre dans un autre corps. « Ainsi la vie du donneur se poursuivit. Notre fille sert d'énergie. Elle n'est qu'un réceptacle qui permet la survie », disaient-ils. Dans ces discussions, il était essentiel de rapidement recentrer la réflexion sur la nécessité pour l'enfant de pouvoir respirer librement.

Suzanne est maintenant engagée dans le chemin de la greffe. Lorsque je peux enfin faire le vide autour de moi ce soir-là, toutes les questions pour lesquelles je n'ai aucune réponse me submergent à nouveau. Celles qui me hantent le plus concernent les enfants. Que comprennent-ils au fond d'eux ? Comment assimilent-ils les choix que nous faisons pour eux ? Les raisonnements qui alimentent mes échanges avec les parents s'appuient sur des réflexions d'adultes. Bien entendu, pour les jeunes patients, nous avons l'aide et le soutien des psychologues et de leurs équipes pour établir un dialogue adapté. Mais, comment vraiment appréhender leurs peurs, leurs angoisses, leurs représentations d'un futur tellement incertain ? Dans ces moments de grand doute sur les décisions prises, en fermant les yeux j'essaie de retrouver les expressions de leurs visages lorsque j'expliquais ce qui allait se passer. Je recherche celles qui pourraient me convaincre de leur confiance dans le futur qu'ils imaginent. Et voilà la petite voix silencieuse en moi qui fait à nouveau résonner le dilemme du choix imposé. « La vie de Suzanne reprendra-t-elle ?, et quels en seront les contours et les limites ? ».

21. Un univers de compétition

Ce matin, le ciel est lumineux et la douceur de l'air me rend légère. Les difficiles moments des jours précédents avec Suzanne s'éloignent, et je me plonge avec une énergie renouvelée dans la vie qui s'offre si agréablement en ce début de printemps. C'est la saison que je préfère. Tout ce renouveau qui éclate si spontanément renforce la conviction que la vie est prodigieuse.

L'agenda préparé par Félicie indique une réunion des chefs de service avec la direction de l'hôpital. Le sujet porte sur le budget et sa répartition entre les différents secteurs. Comme toujours il sera question de dépassements financiers, d'objectifs d'activité à améliorer avec des moyens contraints. Oui, pourquoi pas. De toute façon il faudra comme toujours s'adapter aux exigences imposées.

Je ne cherche pas à créer de polémiques inutiles. J'ai depuis longtemps compris que cela ne servait à rien et je me donne comme règle de ne pas rentrer dans des combats perdus d'avance. Ce n'est pas exactement l'attitude des autres chefs de service. En particulier les hommes qui sont encore très largement majoritaires dans notre communauté et qui entendent bien exercer leur pouvoir. La domination masculine reste très présente. Comme à l'accoutumée on note une surenchère dans les prises de paroles, chacun s'acharnant à être le plus revendicateur, espérant ainsi obtenir le plus de financements et montrer sa supériorité.

Au cours des années, j'ai bien évidemment été confrontée au suprémacisme masculin. Petit à petit, une forme de hiérarchie qui reconnaissait prioritairement les hommes s'était mise en place. Latente pendant les stages étudiants, elle était devenue une réalité à partir du concours de l'internat. Je me souviens encore de la réunion de réception par le doyen de la faculté de médecine des internes qui venaient de réussir le concours. Nous étions dans le grand amphithéâtre, encore émus du succès qui nous propulsait dans la vraie vie médicale. Nous avons écouté avec émotion les paroles de félicitations. Nous les savourions, tant elles venaient récompenser des efforts de travail menés intensément pendant de si longs mois. Et puis, il y a eu ces mots : « La suite maintenant, c'est à nouveau votre acharnement et votre investissement sans limites pour accéder au plus haut niveau universitaire et devenir professeur de médecine. Cela ne va concerner qu'un très petit nombre d'entre vous. Messieurs, préparez-vous. La compétition sera féroce ».

Nous les filles de la promotion nous nous sommes regardées, tout d'abord incrédules. Ce que nous venions d'entendre devait être du ressort de la plaisanterie. Pourquoi mettre l'accent sur les hommes ? Cela devait être une erreur de langage. Mais non : le doyen affichait un visage dur et impassible. Et rien dans son attitude ne confortait l'hypothèse d'un lapsus. Ce qu'il venait de dire devait exactement correspondre à la réalité de ce qui nous attendait. Une forme d'ahurissement et de stupeur nous a tout d'abord saisies. Durant toutes ces années d'étude, nous avions cheminé côte à côte avec les garçons sans jamais nous poser la question d'un quelconque sexisme.

La misogynie, que nous n'avions pas forcément perçue, s'imposait brutalement à nous en ce moment très solennel de notre entrée dans la vraie médecine. La colère nous a gagnées. Chacune de nous s'est tournée vers les étudiants qui partageaient les gradins de l'amphithéâtre. Et là, le choc. Leurs regards n'étaient déjà plus ceux que nous avions connus. Soudain promus dans l'élite hospitalière, les garçons promenaient leur sourire de ravissement et de connivence entre eux. Prenant conscience de la position que le doyen leur avait octroyée, ils l'avaient dans l'instant investie, se voyant déjà professeur de médecine. Clairement, ils n'étaient plus dans le partage avec nous les filles. En l'espace d'une poignée de secondes, la supériorité hiérarchique s'était imposée à eux et, de toute évidence, ils l'acceptaient.

Le succès à l'internat nous avait semblé équitablement réparti au sein de notre promotion. Jusqu'à ce discours du doyen, nous n'avions pas noté de différence entre étudiantes et étudiants. A aucun moment, nous n'avions même imaginé que cela puisse changer. Les relations entretenues avaient toujours été sereines et équilibrées.

La réunion avec le doyen s'est poursuivie quelques minutes, dans un silence étrange. Il y avait d'un côté les gagnants d'un combat irréel et de l'autre les perdantes victimes d'un sexisme longtemps ignoré. Je veux bien croire qu'aucun d'entre nous n'avait imaginé que les temps que nous considérions comme anciens de la domination mâle pouvaient encore exercer leurs lois. La révolution de 1968 avait déjà essaimé les codes d'un nouvel équilibre de la société. Et l'égalité des chances nous paraissait une évidence. Tout s'effondrait. Nous les filles étions soudainement précipitées dans un abîme d'incompréhension qui venait d'engloutir toutes nos espérances. Il ne nous restait que d'amères désillusions.

Bien entendu, il a fallu avancer. Le doyen avait joué sa partie. A nous d'agir maintenant. De son discours inoubliable, j'avais aussi retenu, comme beaucoup de mes collègues, les mots de compétition féroce. En un espace-temps très court, une certitude s'est imposée. La bataille était à préparer. Elle nous impliquait aussi nous les filles. Se battre et ne rien lâcher, pour franchir les différentes marches qui mèneraient au titre de professeur de médecine. Un combat difficile mais qui s'imposait tout naturellement.

La chronologie des étapes qui se sont succédé donne une idée de l'ampleur des actions qu'il a été nécessaire de mener. La première d'entre elles concerne les années d'internat. Le choix des stages conditionne l'obtention du poste clé de chef de clinique. Nous sommes de nombreux internes dans chaque promotion, et les stages échelonnés sur quatre ou cinq ans couvrent chacun un semestre dans les services hospitaliers validant la spécialité choisie. Chacun de nous, en fonction de son rang de réussite, se positionne pour une orientation médicale ou chirurgicale et organise sa formation. L'expertise ainsi acquise va être utilisée pour soutenir la demande d'un poste de clinicat. Une étape clé. Il faut arriver à convaincre le chef de service concerné de la pertinence du projet poursuivi. Les places sont chères et seul un candidat sera retenu pour une durée de deux ans.

Je ne me suis pas posé de questions sur la spécialité que je souhaitais retenir : c'était sans aucune hésitation la pédiatrie. Les deux premiers semestres ont été consacrés à une formation générale en pathologies courantes, urgences et réanimation. Cette année a permis de prendre contact avec de nombreuses structures et de rechercher des conseils multiples auprès de divers médecins référents. Il était en effet important de rapidement fixer le cap en identifiant le mieux possible les créneaux qui pourraient ouvrir sur un clinicat.

Dès ma première année, j'ai eu la chance de travailler avec le maître de la pédiatrie nationale. Un des personnages les plus impressionnants que j'ai été amenée à suivre dans le domaine hospitalier. Grand avec une large carrure, des cheveux blancs abondants, des yeux d'acier. Une capacité unique à investir le milieu du couloir du service, habillé de sa blouse blanche souvent recouverte de son large pardessus bleu marine, et suivi par sa surveillante générale, sa secrétaire et son adjoint. Lui seul menait les discussions, les autres lui répondaient d'une voix à peine audible. Souvent on sentait le plaisir qu'il avait à leur demander de répéter ce qu'ils venaient de dire, comme s'il cherchait à les déstabiliser. Il était définitivement dominant : physiquement tout d'abord, mais surtout par l'extrême étendue de ses connaissances dans les différents domaines cliniques et scientifiques.

Il me fascinait. Tous ceux qui travaillaient dans son service le redoutaient car il pouvait être terriblement autoritaire et cassant. N'ayant personne avec qui il puisse discuter d'égal à égal, ses échanges avec son personnel étaient souvent craints. Une illustration parfaite était les staffs du mardi matin qui rassemblaient toute son équipe pour présenter et discuter les dossiers des patients hospitalisés. Les chefs de clinique étaient particulièrement mal à l'aise, se demandant toujours quelles questions impossibles il allait leur poser. Alors, anticipant les éventuelles difficultés, ils réunissaient quelques jours auparavant les internes et leur donnaient des consignes de préparation des dossiers particulièrement fournies et détaillées. Ils comptaient bien ainsi saturer la durée de la réunion pour éviter le plus possible les commentaires déstabilisants du patron. J'ai encore très vivant le souvenir de ces staffs. Comme à l'école, les chaises tout au fond de la pièce étaient prises d'assaut. Le patron arrivait toujours après s'être fait attendre suffisamment.

Son entrée était magistrale, théâtrale. Il arrivait dans la pièce, précédé de la surveillante générale du service et de son adjoint. Pendant quelques instants, il se tenait dans l'encadrement de la porte, jetant un regard presque mitrailleur sur les personnes présentes qui, à sa vue, s'étaient immédiatement levées dans un brouhaha de chaises et de murmures vite réprimés. Le bruit produit résonne encore dans ma tête. Bien sûr, il y avait le mouvement des corps qui repoussaient les sièges métalliques les uns contre les autres. Et puis leur grincement sur un sol carrelé des plus bruyants et le rebondissement des sons produits sur les murs mal isolés et percés d'immenses fenêtres anciennes qui laissaient pénétrer tous les bruits habituels de l'hôpital.

Le patron attendait que les mouvements se figent et que les voix se taisent avant de gagner l'estrade placée juste à côté de la porte. Pas un mot de sa part tandis qu'il prenait place dans l'immense fauteuil qui l'attendait, entouré des chaises pour les autres professeurs. Rien d'autre que son regard d'acier, aiguisé, et son visage fermé qu'il promenait lentement sur l'assemblée. Nous savions tous que le silence devait accompagner la mise en scène de la réunion. Quelques longues secondes, puis le signal de départ qu'il lançait par ces mots : je vous écoute.

Un stress insensé s'emparait de tous ceux qui allaient prendre la parole. Cela commençait par le chef de clinique qui énumérait les dossiers médicaux qui avaient été sélectionnés pour le staff. Les présentations étaient faites par les internes en charge des patients concernés. Le support utilisé était le rétroprojecteur, et nous devions décrire le plus précisément possible l'histoire de la maladie, la situation clinique de l'enfant, ainsi que les orientations diagnostiques et thérapeutiques. Aucun commentaire n'était alors fait par le patron. Nous avancions dans notre présentation sans aucun filet. Comment évaluait-il et jugeait-il notre intervention ? Absolument impossible de savoir. Tout cela accroissait terriblement la charge tensionnelle qui nous envahissait et que nous essayions de contenir le plus possible. Alors, bien sûr, dans ces conditions si difficiles, nous faisions des erreurs. Rien qu'à son regard et au mouvement bien étrange de son sourcil gauche en forme d'accent circonflexe qui froissait son front, nous réalisions instantanément que nous n'avions pas dit ce qu'il fallait. Vite, nous tentions de reformuler nos phrases erronées et maladroites.

A la fin de notre intervention, il se bornait à hocher de la tête sans faire de remarques particulières, nous laissant à la fois soulagés d'avoir accompli l'exercice et découragés devant son absence de considération. Sans autre forme de transition, il se tournait alors vers le chef de clinique et d'une voix puissante, comme pour marquer son pouvoir, lui lançait : « C'est à vous ». C'était un moment bien étrange pour nous les plus jeunes. Nous observions celui qui nous dirigeait s'engager dans un exposé qu'il avait minutieusement préparé sur l'interprétation des éléments cliniques du dossier et sur les propositions de prise en charge en se référant à quelques travaux rapportés dans la littérature.

L'exposé achevé, le patron, après avoir regardé l'assistance pour s'assurer que tout le monde suivait la réunion, fixait à nouveau son regard froid sur le chef de clinique et lui assenait ces quelques mots : « C'est tout ? ». Flottement complet de celui qui pensait avoir fait une démonstration brillante, et qui ne semblait pas comprendre ce qui se passait. La critique structurée, implacable, jaillissait alors. « Vous auriez dû vous baser sur la nouvelle synthèse publiée il y a deux semaines sur cette pathologie et faire pratiquer les examens nécessaires pour identifier l'agent causal. C'était ensuite un jeu d'enfant de débuter la thérapeutique adaptée ». Tout était dit de façon implacable. Il poursuivait sur les mécanismes de la maladie qu'il connaissait parfaitement, les risques évolutifs et les complications qui imposaient une vigilance particulière.

Voilà l'ambiance de ces réunions qui ne laissaient personne indifférent. Un moment assez inimaginable. Aujourd'hui le chef de clinique qui était la cible privilégiée n'était pas différent des autres. Il essayait de faire au mieux son travail, avec toujours la crainte d'être contredit, voire humilié. Il connaissait les règles du jeu avant d'avoir pris le poste. Il les avait acceptées parce que le service était particulièrement formateur et reconnu. Ce qu'il n'avait pas pu appréhender, c'était l'emprise et la surpuissance du patron qui pouvait anéantir sans ambages ceux qui étaient auprès de lui.

C'est à l'occasion du transfert d'un jeune patient présentant un rachitisme que j'ai été amenée à être en interaction avec le patron. Par le plus grand des hasards, un lit de nourrisson venait de se libérer ce soir-là dans le secteur d'hospitalisation dont j'avais la responsabilité en tant qu'interne. L'enfant présentait une forme très sévère de la maladie qui relevait de la spécialité du service. De plus des relations communes avaient mis en contact les parents et le chef de service.

La prise en charge a nécessité un long séjour pour arriver à déceler l'origine de la maladie et ajuster les traitements. Tous les soirs, le patron me rejoignait au moment de la contre-visite. Il fallait évaluer l'évolution osseuse, faire le point précis des résultats biologiques de la journée, revoir toutes les doses de médicaments et valider la programmation de nouvelles investigations. Au fil des jours, j'ai ainsi appris directement de lui toutes les facettes de la pathologie, ses mécanismes et ses réponses complexes aux différents traitements. Il y eut beaucoup de bas et de hauts durant de longues semaines, avant de pourvoir envisager la fin de l'hospitalisation.

La distance avec le patron a de fait évolué. L'habitude de le voir régulièrement et de lui faire presque quotidiennement la synthèse de l'évolution du patient m'a permis, progressivement, de ne plus appréhender ses venues et ses questions. Médecin en formation, j'ai pu alors pleinement bénéficier de son savoir et comprendre l'importance du bagage scientifique dans la démarche clinique. La situation du patient qui nous occupait n'était pas simple. J'ai été rapidement engloutie dans les méandres de l'équilibre des différents métabolismes cellulaires, qu'il arrivait à expliquer avec une aisance et une évidence saisissante. Il racontait les expériences qu'il avait faites. Il parlait de la recherche. Encore et encore. Sans elle, pas de futur acceptable en médecine.

J'étais jeune. J'adorais la biologie. Entendre en permanence que sans solide bagage scientifique il n'était pas possible de faire de la clinique de qualité, ne peut que convaincre de la nécessité d'un investissement en recherche. Une évidence qui m'a rapidement habitée. J'ai multiplié les rendez-vous dans les différents départements universitaires pour choisir le domaine d'étude le plus adapté. Avec la conviction que quelle que soit l'orientation retenue, il fallait reprendre un cursus scientifique pour obtenir un doctorat complémentaire.

C'était vite minimiser la faisabilité d'une telle entreprise, qui s'additionnerait obligatoirement à la poursuite du travail médical et à une vie personnelle déjà bien remplie avec deux jeunes enfants. Les avis des uns et des autres étaient plutôt unanimes pour me décourager de m'engager dans cette aventure. La famille, en particulier, estimait, depuis le succès à l'internat de Paris, que j'avais franchi tous les échelons fixés. Mais, c'était sans compter sur la petite voix silencieuse qui me murmurait de poursuivre mon élan pour enrichir et approfondir mes connaissances. J'ai alors été saisie d'une conviction heureuse qui se résumait ainsi : « je veux faire de la recherche et donc je vais faire de la recherche ». Un peu dans la logique : « je veux, je peux ». Une évidence simple et tranquille, que je n'ai par la suite jamais remise en question.

Un choix qu'il fallait maintenant concrétiser. Ma décision a été prise durant le semestre dans le service du patron. A la fin de l'une de ses visites médicales de fin de journée concernant son patient, je lui ai parlé de mon projet et lui ai demandé un rendez-vous pour quelques conseils sur les orientations à prendre. Il a été d'une aide des plus précieuses. Il connaissait parfaitement le monde de la pédiatrie et les secteurs qui investissaient la science et la recherche. J'ai pris les contacts nécessaires et, progressivement, le chemin à suivre s'est structuré. Pas une fois, le patron n'a évoqué les difficultés qu'en tant que femme et de surcroît mère j'aurais à surmonter. La motivation et l'enthousiasme que je manifestais devaient être suffisamment convaincants. J'ai senti alors qu'il m'accordait sa confiance. Et cela m'a donné la force nécessaire pour affronter les obstacles qui se profilaient. Et surtout, une légitimité à suivre un parcours qui restait encore très masculin. Il a été un vrai mentor et nous avons poursuivi nos discussions pendant de longues années.

22. Quand la fête s'invite

Noël approche. Un moment privilégié dans les services de pédiatrie. Dès le début du mois de décembre l'atmosphère change. Et rien ne peut s'opposer à l'esprit festif qui jour après jour gagne l'équipe et les patients.

Bien entendu, les premières manifestations sont les décorations qui en un rien de temps se retrouvent fixées sur les murs, ou pendues au plafond. De toutes les couleurs, plus scintillantes les unes que les autres. Il y a également les guirlandes lumineuses qui affichent le mot fête dans tous les styles. Voilà, c'est le début de décembre et cette explosion de parures ferait presque oublier qu'il s'agit d'un hôpital. Le même rituel se répète chaque année, pour le plus grand plaisir des enfants mais aussi de nous tous, les soignants. Cela m'étonne toujours. Comment l'idée de fête peut-elle à ce point modifier le ressenti du quotidien ? Car les réalités médicales et leurs exigences restent les mêmes.

Une forme d'énigme pour moi, tous les ans renouvelée. Cette période de l'année est celle qui réunit le plus de conditions pour développer des maladies respiratoires, qui peuvent être particulièrement sévères dans les situations de pathologies chroniques. Le service est surchargé et les appels téléphoniques incessants pour accueillir de nouveaux patients. Qu'importe. Les virus et autres microbes donnent libre cours à leur vitalité en décembre. Mais il en faudrait beaucoup plus pour perturber la montée en puissance du rêve de Noël. Car c'est bien de cela dont il s'agit, du rêve. On est seulement au début du mois et la plupart des enfants passeront les fêtes dans leurs familles. Mais un rêve vécu, façonné, nourri de souvenirs et de désirs, et surtout partagé par des personnes qui se trouvent par hasard rassemblées dans une structure d'ordinaire plutôt hostile avec son lot de souffrances.

La puissance de l'imaginaire de l'enfance nous saisit, nous envahit et nous submerge. Une expérience absolument unique. Nous les soignants, nous ne pouvons nous y opposer et n'avons d'autre choix que d'accompagner le mouvement. Certes pour assurer le maintien de la sécurité médicale. Mais aussi et plus profondément, parce que la ronde qui malgré nous nous entraîne puise ses racines dans une force qui nous transcende. Et quelque part nous libère de nos contingences souvent excessives. Une occasion unique, éphémère, de repenser, l'espace de quelques instants, notre approche de la vie.

Il suffit pour cela de saisir l'élan joyeux qui anime tous les enfants hospitalisés dans le service. Il les éloigne de leurs souffrances et de leurs inquiétudes. De quoi est-il fait ? D'une énergie entrainante qui les emporte loin de leurs tourments médicaux. Ils passent d'une idée à une autre, dans une course poursuite toujours plus exaltante. Pour la préparation de Noël, les projets fusent. Il y a les décorations, mais surtout les cadeaux. Ah, le monde des cadeaux ! Une équipe éphémère est chargée de puiser dans les réserves du service les jeux et livres adaptés à l'âge des patients. Ils ont été récoltés tout au long de l'année par le biais de dons multiples d'associations, d'entreprises, et de particuliers. Ils sont ensuite emballés joliment dans des papiers de multiples couleurs.

La semaine précédant Noël est celle de la fête à l'hôpital. Un mouvement fébrile gagne toute la communauté. Au fil des années, l'organisation générale des événements a été efficacement structurée. Il y a dans tous les bâtiments la ronde des défilés des clowns, des petites séquences musicales, des distributions de goûters et de bonbons, tout cela dans une atmosphère incroyablement joyeuse. Nous les soignants connaissons les déroulés des animations programmées. Mais, c'est toujours la même émotion qui chaque année nous saisit. Comme un moment suspendu, échappé de l'emprise des réalités médicales. Les sourires sont sur tous les visages, et particulièrement sur ceux des enfants. Même les bruits habituels des appareillages de surveillance et de soins semblent ne plus exister. En tous cas, on ne les entend plus. On est à ce point attiré et submergé par les expressions de joie et de plaisir des petits qu'on arrive sans même en prendre conscience à les rejoindre dans un monde baigné d'une douceur enveloppante qui résonne de rires et de cris d'insouciance.

Magique ! Plus que la magie de Noël, c'est la magie du dépassement de la souffrance qui me sidère toujours. Au point de faire s'envoler toutes les douleurs physiques et psychiques imposées par des maladies dures, implacables, souvent gouvernées par la génétique et ses pièges. Un souffle de légèreté venu d'une source invisible repousse au loin tout ce qui peut entraver la montée en puissance de cet engourdissement délicieux qui nous réunit. Le point culminant est l'arrivée du Père Noël et de ses acolytes, en fanfare, avec trompettes et castagnettes. Commence alors la longue procession de ces personnages dans l'allée centrale du service, avec les musiques et chants traditionnels. Prendre du temps, du bon temps, semble être la devise du moment. Une pause dans le rythme habituel, avec le soutien des soignants qui habilement ajustent les horaires des traitements.

Une expérience unique de communion entre tous, que les mots sont impuissants à décrire. Sur tous les visages des enfants, la même émotion et les yeux qui se plissent en un sourire de bien-être profond. La pensée qui me vient est qu'il est possible de trouver en soi une énergie bienfaisante qui échappe aux mille entraves du quotidien. Une ressource prodigieuse qui en un instant permet d'accéder à un monde délesté de ses emprises accablantes pour vivre l'imaginaire et le rêve. Bien sûr, cela n'est pas réservé aux situations de maladie, et tous les jeunes d'une façon ou d'une autre investissent ce champ de tous les possibles.

Mais ce qui est très particulier dans le contexte présent, c'est d'observer la puissance avec laquelle cette force jaillit et dissout tous les obstacles. Avec le temps, nous les adultes perdons progressivement cette capacité de nous exclure des réalités encombrantes. Dans ces moments uniques comme celui aujourd'hui de la fête de Noël, je me demande souvent pourquoi l'accès à un vécu imaginaire nous échappe. Nous restons capables de colorer le présent et le futur de visions de bonheur et de plaisir, mais cela reste une succession d'images. Une espèce de chape invisible nous encercle et s'épaissit petit à petit, modifiant notre rapport au rêve. Nous l'élaborons mais nous ne pouvons plus le vivre dans l'instant magique que permet l'enfance. Notre rapport à l'illusion se modifie, affaiblissant progressivement la force intime de l'élan vital.

Ces moments joyeux sont une occasion unique d'observer la dimension dans laquelle évolue l'enfant. L'espace qu'il s'attribue n'a pas de limites. Pas de but non plus. Les contraintes ne semblent pas le conditionner. Il vit tout simplement pour vivre, sans raisons particulières, simplement pour le plaisir de vivre, gratuitement, sans calcul d'aucune sorte. Le regarder, pouvoir l'observer dans tous les moments de son quotidien, est une chance inouïe. N'oublions pas qu'il est malade. Mais finalement qu'importe. Tout naturellement il dépasse sa maladie et investit pleinement le moment présent. Aucune résignation ne l'habite. Juste aujourd'hui le plaisir de la fête. L'idée qu'elle aura une fin ne l'atteint pas.

Je ressens pleinement la puissance de la vie qui s'impose,, éclatante, envahissante. Il n'y a qu'à se laisser emporter. Pour rien. Pour tout. Pas de sens à trouver. Pas de futur à anticiper. Juste l'instant animé d'un fluide prodigieux, insaisissable, et qui balaie tout pour laisser jaillir une sensation étonnante de bien-être. Les années se succédant, je chéris ces moments qui me projettent toujours avec la même intensité dans une sensation très particulière de plénitude et de légèreté mêlées. Tous les enfants portent en eux cette énergie vitale. Mais la façon avec laquelle ceux qui sont malades, en particulier avec des pathologies sévères, la font jaillir et la générosité avec laquelle ils la partagent est unique. Une forme de drogue qui me comble et que je recherche encore et encore. Pour rien au monde, je n'abandonnerais mes activités de pédiatrie. Elles sont pour moi une source inépuisable de questionnements et de réflexions sur ce qu'est la vie.

La distribution des cadeaux s'achève, mais pas la musique qui accompagne la transition vers le second temps fort de la journée : l'entrée en scène des membres de l'équipe qui ont préparé une animation avec plusieurs sketches. Affublés de déguisements improbables, ils investissent la salle de réunion du service transformée pour l'occasion en petit théâtre avec une estrade et une dizaine de rangées de chaises pour accueillir les enfants avec leurs familles, ainsi que toutes les personnes de l'hôpital attirées par l'annonce du spectacle et qui, pour nombre d'entre elles, en sont des inconditionnelles depuis des années.

Le brouhaha qui accompagne le choix des sièges ne change pas d'année en année. Il y a bien sûr les priorités pour les patients avec des exigences d'appareils de ventilation à raccorder aux différentes prises murales et aux bouteilles d'oxygène. Un enchevêtrement de tuyaux et câbles commence à s'installer dans la plus grande indifférence. Mais, les réalités des contingences médicales s'estompent progressivement, reléguées derrière la montée de l'effervescence joyeuse qui réunit tout le monde.

La séquence qui suit débute par des chants traditionnels de Noël connus de tous avec leurs refrains entraînants autorisant toutes les vocalises. Les rires fusent, l'ambiance est presque instantanément d'une gaieté communicative. Arrivent ensuite les petites scènes imaginées par les soignants. Il s'agit surtout de mimer des personnes du service, leurs façons de parler, leurs attitudes, leurs obsessions, à l'appui de caricatures amusantes et légères. C'est un moment toujours très apprécié. Les participants crient des noms. Pour donner plus de poids à leurs propositions, ils associent des anecdotes et des traits de caractère des personnages qu'ils croient avoir reconnus. Chacun peut ainsi se retrouver gentil, pas assez cool, pressé, trop souvent en retard, très efficace pour arrêter les alarmes, toujours inquiet, faisant trop la morale, aimant les sucreries et les partageant, parlant trop de l'école … Des formules qui disent toujours une note de vérité. On les reçoit avec le sourire le plus possible, même si parfois elles sont un peu dures.

S'enchaînent ensuite le goûter des enfants, puis la soirée de l'équipe avec le traditionnel buffet. Chacun a apporté plats et boissons qui sont déposés sur une immense table dressée dans le secteur de la consultation, à distance de celui d'hospitalisation. Là encore, les décorations nombreuses et colorées font oublier l'hôpital. C'est un moment de partage et de convivialité très particulier. La fête qui a précédé a apporté une détente et une bonhommie bienfaisante. On reparle des mimes et des réactions qu'elles ont suscitées. On en rit, on les commente donnant ainsi le ton à la soirée baignée dans une ambiance légère et festive. La musique s'invite avec des rythmes qui s'accélèrent pour accompagner les pas des danseurs jusque tard dans la nuit.

23. La douceur de Mya

La fête est finie, et sa magie envolée. La vie reprend son cours et va rapidement nous précipiter dans une situation inattendue. Il est en effet peu fréquent que nous soyons brutalement confrontés à la prise en charge d'un enfant très gravement atteint d'une maladie rare évoluant depuis plusieurs années et que nous ne connaissons pas.

C'est pourtant ce qui arrive cet après-midi-là. Le médecin des urgences de l'hôpital nous appelle pour une petite fille qui se trouve dans un état de grande insuffisance respiratoire. Elle vient tout juste d'être amenée par ses parents qui semblent ne pas réaliser la gravité de la situation. Dès qu'elle est admise dans le service, on est immédiatement alerté par ses difficultés pour respirer avec ses lèvres bleutées et sa pâleur grisâtre, associées à une fatigue intense. Ses yeux sont à peine entrouverts et elle gémit des mots incompréhensibles. Très rapidement, le brancard sur lequel elle est allongée est poussé dans la chambre qui vient d'être préparée. L'équipe soignante la place sur le lit qui est au centre de la pièce, et dispose les différents appareillages pour administrer de l'oxygène et mettre en marche les systèmes de recueil des paramètres de surveillance.

L'urgence médicale gérée, commence la discussion avec les parents pour réunir les éléments qui vont permettre de comprendre la maladie qui semble évoluer depuis un certain temps et qui, selon toute vraisemblance, a dû faire l'objet d'un suivi. Cette petite fille se prénomme Mya et a 9 ans. Le carnet de santé n'existe pas et les informations que nous essayons de recueillir sont des plus parcellaires dans un français mal maîtrisé. Le lieu d'habitation n'est pas fixe. Il semblerait à ce stade que la famille soit originaire d'Afrique du Nord et qu'elle serait en France depuis plusieurs années, avec des changements de domicile fréquents. Voilà ce qui nous est livré au départ.

On tente en vain de préciser le nom de la maladie et les médicaments qui sont donnés. Pas de documents à disposition. On essaie une autre voie, celle de médecins qui seraient déjà intervenus dans les mois précédents. Rien de saisissable. On part alors sur la famille ou les amis, leurs adresses ou leurs téléphones. C'est finalement un document dans le sac de la mère qui va nous permettre de tirer le fil. Tout à fait par hasard, alors qu'elle cherche un mouchoir, un petit carton brun avec un logo hospitalier tombe sur le sol. Il s'agit de celui d'un hôpital situé dans une ville du centre de la France. On la questionne sans succès. Finalement on téléphone et avec le numéro inscrit sur la carte, on arrive à remonter au service de pédiatrie qui a déjà pris en charge Mya.

La synthèse qui peut alors être établie est la suivante. Arrivée en France il y a six ans. Diagnostic de maladie rare respiratoire à Marseille. Les parents préfèrent alors rejoindre Lyon où une prise en charge est débutée. Après quelques mois de suivi, la famille migre dans la région parisienne, changeant de ville régulièrement, pour des raisons familiales nous est-il indiqué sans plus de détails. Des consultations sont alors effectuées dans plusieurs centres hospitaliers locaux. Elles ne satisfont jamais les parents qui poursuivent leur itinérance. Notre centre de coordination maladie rare prend alors le relais avec le service social pour retracer les différentes actions de santé entreprises, permettant ainsi à l'équipe soignante de centrer ses efforts sur Mya. Une petite fille si mignonne avec un délicieux arrondi du visage, ses yeux noirs frangés de longs cils et ses cheveux légèrement bouclés noirs eux aussi.

D'emblée la situation s'avère complexe. Il y a d'une part la pathologie avec son cortège de manifestations essentiellement respiratoires et digestives qui caractérisent la mucoviscidose et leurs répercussions sur son état général et sa croissance. Et puis, il y a le contexte familial. L'ensemble est particulièrement inquiétant. Un bilan complet pour faire le point sur l'évolution de la maladie est immédiatement initié. Nous arrivons à récupérer quelques informations des visites hospitalières précédentes, permettant d'évaluer la dégradation que nous observons et la rapidité de sa progression. L'atteinte respiratoire en particulier est majeure, du niveau de celles que les thérapeutiques médicamenteuses ne peuvent juguler et qui amènent à discuter la transplantation. Situation des plus difficiles pour nous qui brutalement découvrons une enfant déjà à un stade très avancé d'une pathologie redoutable.

J'ai tout de suite compris que les échanges avec les parents seraient difficiles. Cela s'est manifesté dès leur entrée dans le service par leurs visages fermés, presque hostiles, comme si nous étions responsables de la situation. Et de fait, tout au long de leur présence à l'hôpital, ils ne vont avoir de cesse de décrier la compétence médicale, n'hésitant pas à véhiculer diffamations et calomnies. Bien entendu, tous ceux qui étaient déjà intervenus auprès de Mya n'avaient qu'aggravé sa situation. Ils en avaient toutes les preuves et allaient porter plainte. Cette forme de rejet extrême par des parents de la maladie de leur enfant ne nous est pas étrangère, et on peut la comprendre. Mais ce que j'ai vu dans les yeux du père surtout c'était une haine viscérale. Son regard s'est posé sur chacun de nous, cherchant la confrontation et nous transperçant d'éclairs destructeurs pour instaurer un rapport de force dont il comptait bien se servir.

Rien dans ce premier contact n'a été engageant. J'ai rapidement réalisé les contraintes qui allaient peser sur toute l'équipe et la nécessité de limiter au maximum les interlocuteurs. Réunissant les parents avec le médecin responsable de la salle, j'ai expliqué notre cadre de fonctionnement. L'entretien a été volontairement très formel. J'ai consacré un long moment à parler de Mya et à résumer sa situation clinique en leur demandant de ne pas m'interrompre pour me permettre de faire un point le plus précis possible sur sa prise en charge pendant les prochains jours. Les questions qu'ils m'ont ensuite posées ne laissaient aucun doute sur leur volonté d'opposition systématique à toutes les décisions que nous pourrions prendre pour l'enfant.

Une tension s'installe rapidement dans le service. Le personnel est mal à l'aise de se sentir en permanence épié. Tout est sujet à discussion et à critique. C'est une situation qu'il va falloir gérer au plus près pour éviter tous débordements qui peuvent grandement perturber les soins pour Mya et aussi pour tous les autres patients. J'informe bien évidemment la direction de l'hôpital en demandant le renforcement du soutien de la sécurité avec des rondes plus fréquentes surtout la nuit. Nous sommes tous progressivement installés dans une ambiance de stress et de pressions déstabilisantes. Je dois être encore plus présente pour maintenir un niveau de communication acceptable avec les parents et éviter qu'ils ne monopolisent trop les soignants. Il faut multiplier également les réunions d'équipe pour libérer la parole et soutenir un personnel à cran, avec l'aide des psychologues. Tout ce qui m'est rapporté est saisissant. Les critiques formulées surtout par le père sont incessantes : soins inappropriés, retards des perfusions, repas immangeables, télévision trop petite, injures répétées, menaces ….

Epuisant. Que faire de plus ? Et pourquoi vivre cela ? La réalité qui nous est ainsi imposée nous éloigne complètement de nos préoccupations légitimes et perturbe autant le personnel que les autres patients et leurs familles. Les portes des chambres sont le plus souvent fermées pour ne plus entendre les éclats de voix. Pratiquer les soins de Mya, s'occuper d'elle obligent à affronter ses parents qui ne la quittent pas. Risquer de ne pas réussir une perfusion ou une prise de sang est une hantise. Les jeunes internes et les étudiants sont à chaque fois rabroués pour leurs inexpériences et leurs inutilités. Je suis moi-même soumise à leurs critiques car je ne suis pas forcément disponible lorsqu'ils le demandent. Et ne parlons pas des nuits et des dimanches durant lesquels les effectifs médicaux sont réduits. On a beau expliquer que le service n'est pas un secteur de soins intensifs et que son fonctionnement est soumis à des encadrements différents. Rien n'y fait. Nous serons tous responsables si quelque chose arrive à Mya.

On ne voit pas la fin de cette situation. Les jours se succèdent. Les parents étalent une agressivité difficile à supporter. Ce d'autant que Mya manifeste des signes croissants de progression de la maladie. Les divers traitements mis en place semblent inefficaces. Sa respiration devient plus saccadée entrecoupée d'épisodes de toux et d'encombrement qui l'épuisent. Le plus souvent, elle reste prostrée sur son lit, le visage tourné vers la fenêtre. Son silence est poignant et contraste avec l'agitation de sa famille. Je surprends parfois les regards chargés de lassitude qu'elle adresse à son père. Ils semblent dire que les combats que chacun d'eux mène ne se rejoignent pas. Le papa est brutal, dans la plainte et la critique permanentes, incapable d'écoute et d'attention. Probablement enfermé dans sa douleur. Mais au fil des jours, ses excès de méchanceté me font penser qu'ils ne sont pas le seul fait de l'emprise de sa souffrance. Il y a chez lui autre chose, une soif de domination qui le déconnecte de la réalité. Cela pourrait expliquer les comportements odieux qu'il a eus dans les hôpitaux qui ont déjà accueilli Mya. L'itinérance désordonnée qui a conduit la famille à traverser l'hexagone dans tous les sens depuis plusieurs années a pu être finalement retracée. Toujours le même schéma. Une aggravation. Une hospitalisation en urgence. L'exigence immédiate d'un traitement, sans fournir d'information sur les prises en charge déjà effectuées. Des vociférations sur les incompétences locales. Des menaces de porter plainte. Et dès qu'un léger mieux est observé, une sortie précipitée de l'enfant malgré les oppositions médicales et l'alerte des services sociaux. Où vont-ils alors ? Personne ne sait. Toujours est-il qu'ils arrivent à disparaitre des radars pendant des temps plus ou moins prolongés.

Les rares fois où je peux approcher l'enfant sans la présence des parents, j'essaie de comprendre ce qu'elle ressent et ce qu'elle souhaite. Progressivement, une proximité s'établit. Elle parle doucement, ébauche un sourire, avec fréquemment les mains jointes sur le drap et les doigts croisés. Une attitude peu habituelle. Elle semble attendre. Attendre quoi ? Un jour où elle paraît aller un peu mieux, je me risque à poser la question. Elle me regarde et son visage reflète un calme prodigieux. « De vivre » me répond-elle. Ces deux mots sont tellement inattendus. Je la regarde, un court instant, déstabilisée. J'ébauche un pâle sourire, sans trouver le fil pour poursuivre l'échange.

Ce soir-là, je peine à éloigner Mya de mes pensées. Sa situation médicale est catastrophique. Les parents refusent toute discussion sur des mesures invasives de quelque nature que ce soit, allant de la ventilation à la transplantation. « Non », ont-ils dit. « Toutes les pistes que vous indiquez sont vouées à l'échec à son âge. Trouvez d'autres médicaments. C'est pour cela que vous êtes un centre expert ».

Une petite lueur de réconfort : le lien avec Mya se tisse un peu plus chaque jour, et je profite souvent des débuts d'après-midi, lorsque la famille est auprès de ses autres enfants, pour la voir. Nous parlons de sa vie, ses copines, son école, ses cours de danse, les chansons qu'elle écoute en boucle … Sa voix est toujours douce, égale. Elle n'aborde jamais sa maladie. Cela me surprend toujours. J'essaie de lui demander comment elle va. Les réponses sont toujours évasives. Rarement, elle exprime une souffrance. Et pourtant, sa gêne pour respirer ne la quitte plus. De temps à autre, elle dit : « Je crois que j'ai besoin d'un peu plus d'oxygène », avec toujours sa voix délicate, presque murmurée. Lorsque qu'à nouveau sa respiration s'améliore, elle reprend ses activités.

24. Un combat insoutenable

De longues semaines déjà que Mya est hospitalisée. Elle va moins bien. Lorsque j'arrive en ce début de week-end, elle me demande si je crois que la perfusion qui vient d'être branchée va être efficace. Je sens que sa conscience de la maladie se modifie, mais elle ne demande qu'à être rassurée. Nous avions en effet commencé à parler de sortie prochaine. Et comme tous les enfants, elle ne pense qu'à cela. Un moment très étrange entre nous. Nous savons toutes les deux que la situation clinique se dégrade, mais appréhendons la suite bien différemment. Pour elle, la seule chose qu'elle peut comprendre c'est la vie. La vie avec toutes ses étincelles qui alimentent et illuminent chaque moment. Il n'y a pas de raison de penser que cela puisse finir. Du reste, les enfants atteints par ces pathologies génétiques ne parlent pas de la mort. Ils sont dans la vie quelle qu'elle soit, animés par un élan infini qui sûrement les protège en ne donnant pas prise aux pensées funestes et en les repoussant. Pour moi, l'horizon la concernant s'assombrit terriblement, même si l'expérience m'a enseigné qu'un mieux pouvait toujours survenir.

Une fois encore je m'interroge sur ce rapport à la mort des jeunes patients confrontés à des maladies extrêmes. C'est un sujet qui me hante. Il est partie prenante de nos activités, même s'il se rappelle à nous bien plus rarement que pour nos collègues adultes. Peut-être est-ce justement une des raisons pour expliquer notre profond désarroi lorsque nous devons l'aborder. Bien sûr, nous ne sommes pas isolés, l'équipe toute entière avec le soutien des psychologues est avec nous. Il n'empêche. Nous devons assumer notre rôle de médecin en plaçant l'enfant au centre de nos réflexions. Notre référence personnelle et intime à la mort n'a pas sa place dans l'accompagnement que nous devons apporter à nos patients en fin de vie. Avec à chaque fois, les mêmes interrogations : comment l'enfant perçoit-il tout cela au fond de lui ? Sur quel chemin est-il en train de s'aventurer ? Se laisse-t-il submerger par une sorte d'engourdissement de ses pensées ?

Quels terribles moments ! Comment avancer ? Aucune réponse. Tout se mêle en nous : le rejet de la maladie, l'empathie, l'attachement très fort à nos patients, notre propre rapport à la vie. Avec tout cela, comment accéder à l'intime de l'enfant ? Si difficile. Ce d'autant que chez la plupart de nos patients soumis depuis tant de temps à des souffrances physiques et psychologiques qui vont et viennent, la mort n'est pas exprimée de façon audible. Comme si elle ne pouvait se dire. Même très malades, leur vulnérabilité ne les retient pas. Ils sont dans la vie, dans son jaillissement, et son incertitude ne les concerne pas. Etant auprès d'eux depuis un long moment, associé à tous les fracas qui émaillent leur quotidien et que d'une façon ou d'une autre ils surmontent, on ne peut qu'être saisis et ébranlés par leur détermination essentielle à vivre l'instant, l'éphémère, sans s'embarrasser des aléas qui suivront.

Quel cadeau de pouvoir s'imprégner de cette puissance de vie. C'est à chaque fois pour moi une source de résilience. Dans ces moments, les exigences qu'avec les années nous nous imposons pour tenter de nous emplir de certitudes me paraissent illusoires et vaines. Elles nous éloignent de notre condition. Il importe de renouer avec l'acceptation de notre vulnérabilité.

Alors comment avancer pour Mya ? En l'écoutant plus possible. En suivant son imaginaire au travers d'événements du quotidien. Le liquide de ses perfusions qui devient de la grenadine incolore dont elle est très friande. Du coup, elle vérifie en permanence le niveau du produit pour s'assurer qu'il en reste suffisamment. Ce sont aussi ses histoires avec les petites lampes multicolores qu'elle a amenées et qui encadrent son lit. Elle leur a donné à chacune le nom d'une des personnes du service. Et chaque jour elle désigne ses préférées, qui auront alors le privilège de la coiffer et de choisir ses vêtements.

En entrant dans la chambre ce samedi, je comprends que les journées qui vont suivre vont être difficiles. Sa tête repose sur l'oreiller et elle semble s'être abandonnée à une forme de demi-conscience. Brutalement une secousse de toux la contraint à se rasseoir pour calmer sa respiration. Quelques instants ses yeux s'ouvrent, mais on sent qu'elle regarde à peine ce qui se passe. La crise passée, elle reprend sa place allongée sur son côté gauche, vers la fenêtre. Quelques ajustements thérapeutiques sont faits, mais sans illusion sur leur efficacité. Pour autant, ils rassurent et apportent un petit répit à l'angoisse qui s'installe. Je m'invente un espoir fugace, mais tellement précieux. Celui d'un mieux toujours possible. Mes pensées s'emballent.

Comme je le fais si souvent, je reconvoque mentalement des situations antérieures, hautement critiques, qui semblaient sans issue et qui ont connu des phases étonnantes d'amélioration. Je les compare à celle de Mya. Je creuse pour saisir des similitudes. Ah oui, je me souviens de Justine. Je me remets mentalement dans le dossier de Justine. Etat très critique, semblant incontrôlable. Et puis, soudainement, une stabilisation et une lente récupération. Je remplis une vague liste de points concordants. Je m'aveugle et me rassure. Et cela fait du bien. Quelques instants, c'est déjà beaucoup. Car les pathologies ne sont tout simplement pas comparables. Je repousse cette simple évidence pour trouver la force d'accompagner Mya dans une illusion apaisante.

Nous sommes un tout petit groupe autour d'elle. L'intensité des lumières a été réduite le plus possible. De même que celle des appareillages qui l'entourent et de leurs alarmes. Une atmosphère un peu feutrée s'installe. Mya allonge ses jambes et détend son corps, relâchant un peu la position fœtale qu'elle avait adoptée. Même sa tête se replace au centre de son oreiller. Quelques regards lancés à la ronde nous rassurent, et sont comme une invitation à poursuivre les petits contacts et massages de ses mains. On se retrouve ainsi plongé dans un espace intemporel, qui semble éloigner les souffrances tellement intenses du quotidien. Moments d'une qualité insoupçonnée. La vie et ses promesses. Ses limites sont évanouies. Peut-être n'existent-elles pas. Pensons-nous vraiment dans ces instants ? Difficile à dire. Il me semble que nous avons gagné une zone de transition entre le réel et l'irréel, fluide, mobile, que nous pouvons moduler sans contrainte, dans une forme de liberté éclairée. Tout devient possible.

La réalité nous rattrape brutalement. La porte s'ouvre et les parents s'imposent dans son encadrement. Ils sont un instant déstabilisé par l'ambiance régnante. S'approchant du lit, ils regardent leur fille et son apaisement les saisit. « Elle va beaucoup mieux ! ». Leurs voix chargées d'espoir rompent le silence qui s'était établi. Mya tourne la tête vers eux, sans vraiment les voir. Elle semble encore ailleurs. Le petit groupe qui était à ses côtés s'éloigne pour laisser la place à la famille qui donne alors libre cours à son réconfort de la voir ainsi reposée. Après avoir relevé le niveau des alarmes et des lumières, nous quittons la chambre.

Les jours qui suivent vont marquer la rupture avec l'espoir trop rapidement entrevu. A nouveau les soubresauts du corps engagé dans une lutte épuisante. Ce matin en entrant, je suis particulièrement frappée par le teint grisâtre, blafard de Mya et les modifications de son visage. Comme si tous les muscles qui lui donnaient son délicieux arrondi s'étaient brutalement rétractés, ne laissant en place qu'une peau étirée, durcie. Une image saisissante, reflet des modifications profondes qui s'opèrent implacablement. Tout est dit dans cette image. J'apprécie à ce moment-là d'être seule dans la chambre pour prendre conscience de l'évolution qui se prépare. Mes yeux se brouillent, laissant échapper quelques larmes que j'ai vainement tenté de retenir. Vite les sécher avant de me tourner vers Mya qui m'appelle. Vite afficher un petit sourire en lui prenant les mains et en lui murmurant cette phrase qui n'a aucun sens : « Tout va bien, ne t'inquiète pas ». Je n'ai rien trouvé d'autre à dire. Je me sens tellement décalée et inutile. C'est alors que Mya m'offre le cadeau le plus inattendu et inespéré : « Je t'aime bien ; c'est bien que tu sois là ». Ce seront les derniers mots qui nous réuniront toutes les deux.

Les parents comprennent très vite que la situation n'est plus contrôlée. Comme je m'y étais préparée, ils multiplient les injonctions d'un nouveau traitement, les menaces si nous n'arrivons pas à la faire mieux respirer et à lui donner plus d'énergie. Encore et encore, avec toute l'équipe, nous expliquons les contraintes et les limites des thérapeutiques. Bien évidemment, à ce stade très critique, elles ne sont plus adaptées. Mais cela ne peut être dit ainsi. Il faut accompagner la mère et le père dans leur lente prise de conscience d'une réalité insoutenable. Terribles heures pour Mya, la famille, et le personnel. Nous assurons une présence continue, nous relayant pour répondre à toutes les sollicitations et moments critiques.

Pendant ce temps, le service essaie de fonctionner le mieux possible pour tous les autres patients. Mais cela est terriblement compliqué. L'angoisse et l'anxiété s'infiltrent partout. Plus le temps passe et plus la tension devient difficile à assumer. Les soubresauts de survie de Mya vont s'espacer progressivement. Je suis auprès d'elle les derniers moments, un jeudi en fin de soirée …

Alors, un vide sidéral s'abat sur nous tous. Un froid glaçant nous envahit. Enfermant l'instant dans un espace inconnu.

Nous pouvons nous remémorer l'instant d'avant et celui d'après. Mais le moment de la bascule ultime échappe à toute description. Aucun mot, aucune phrase ne semblent adaptés. Des instants de rien … Lentement, il faut recomposer le présent et réintégrer le mouvement de la vie. C'est une véritable épreuve. On est encore au fond de nous-mêmes, et une sorte d'inertie nous maintient à distance du réel.

C'est ainsi que je n'ai pas pu même imaginer ce qui allait se passer : la réaction du père. Dans une gesticulation désordonnée qui a soudain envahi la chambre, il a laissé exploser sa souffrance bruyamment par des cris. Relayés par des mots qui ont rapidement exprimé toutes les formes possibles d'injures. Et puis il y a eu la violence physique. Soudainement, il m'a prise à partie, moi la cheffe de service, incapable d'avoir soigné sa fille et qui ne méritait pas d'être encore en vie. Toujours animé de mouvements violents, Il s'est mis à tourner autour du lit sur lequel maintenant Mya reposait, les yeux clos. Brusquement, vociférant des insultes, il a saisi une chaise qu'il a fait tourner au-dessus de sa tête. Puis, avec la force de la rage, il l'a projetée pour m'atteindre à la tête. Il a été rapidement maitrisé par les soignants présents, puis par le service de sécurité appelé en renfort.

Une étrange phase d'anéantissement nous étreint. La mère est assise sur le lit, les yeux fixés sur le visage de sa fille comme si elle cherchait désespérément un sursaut de vie. Elle est figée dans une attente impossible qui concentre toutes ses forces. Elle n'a pas parlé. Elle a juste murmuré : « tu es bien maintenant ». Des filets de larme sillonnent ses joues. Elle les laisse aller, comme un nouveau lien qui la relie à sa fille. Un lien de vie qui n'appartient qu'à elles deux.

Le retour à la réalité va progressivement s'imposer. Il nous faut faire un effort terrible pour nous reconnecter. Les gestes mécaniques s'installent, et les exigences médicales et administratives reprennent leurs droits. Il y a toutes les formalités et procédures à mettre en place. Quelque part, elles obligent à aller de l'avant, quoiqu'il nous en coûte. Rapidement, en effet, il faut obtenir des parents leurs volontés pour les différentes étapes funéraires. Cela est particulièrement difficile pour nous qui venons d'accompagner Mya. Les démarches nécessaires sont ensuite confiées à un agent qui n'est pas de l'équipe.

Ce soir-là, chez moi, l'isolement m'est indispensable. Je dois gérer toutes ces émotions qui me submergent, arriver à leur donner un chemin. La nuit noire, dense me convient, avec, dans un contour flou les tours de la cathédrale, juste pour rappeler une réalité. Ce qui me vient tout de suite, c'est le visage de Mya et la superposition de l'image délicieuse, vive et mobile, avec celle immatérielle, posée sur l'oreiller. Laquelle l'emporte ?

Elle ne pourrait préférer que celle de la vie. En fait, la mort était-elle dans son champ de pensée ? Comme pour d'autres de mes patients, c'est une question que je me suis très souvent posée. Elle n'en parlait jamais. Même lorsque les situations médicales étaient critiques. Elle n'exprimait que des variations et nuances autour des mots bien, mal, mieux. Aucune incursion dans l'espace qu'elle pourrait occuper en dehors de la vie. Quelque part en moi, je ressens un profond soulagement de l'avoir accompagnée tout ce temps dans un imaginaire qui n'accordait aucune place à sa propre mort. Et je veux me convaincre que cela lui a permis de vivre malgré les souffrances du quotidien.

Mya inerte sur l'oreiller : cette autre image m'anéantit. Elle est inacceptable. Pourquoi toutes ces années de soins et de traitements ? Personne n'aura jamais la réponse. Je cherche au fond de moi des bienfaits aux multiples protocoles de prise en charge de sa maladie qui ont été mis en place. Je sens que je doute. C'est une pente dangereuse. Vite, orienter mes pensées dans une autre direction. A de nombreuses reprises, Mya a été améliorée. Elle a pu continuer à aller à l'école, ce qu'elle adorait. Elle avait un groupe d'amies très proches qui lorsqu'elle était hospitalisée lui envoyait des dessins, des photos, des petites animations de danse et de chanson qu'elle regardait en boucle et qu'elle nous montrait. Les petits plaisirs du quotidien semblaient combler ses journées. Elle a eu des instants de bonheur, peut-être moins fréquents que d'autres enfants et donc plus précieux ? C'est ce qu'il est important pour moi de croire.

Ce soir je suis aussi une maman et la violence de ce que certains enfants comme Mya doivent vivre me révolte. Mais que faire ? Dans ces moments où tout se mélange, j'essaie par tous les moyens de me persuader de la pertinence des décisions prises. Je les évalue à nouveau. Je refais mentalement le tableau des points positifs et des points négatifs. Je suis incertaine sur certains éléments. Je recommence. Tout s'embrouille. J'essaie d'associer d'autres critères. Mais on peut en prendre beaucoup. Alors lesquels retenir ? Je sais que cet exercice est inutile.

Les mots du père me reviennent et celui d'incapable me rattrape. Ai-je fait de mauvais choix dans la prise en charge de Mya ? Je repense aux nombreuses réunions médicales de concertation partagées avec différents collègues, durant lesquelles nous discutons les situations et orientations thérapeutiques des patients qui nous sont confiés. Les options pour Mya ont été débattues et les décisions prises ont suivi les recommandations validées et publiées. Ce partage avec les équipes qui connaissent bien la pathologie est essentiel. Il a été mis en place depuis plusieurs années maintenant et il apporte un soutien important pour adapter les stratégies de soins. Je me rassure. Le choix médical a été cohérent. Mais, la petite voix intérieure me murmure que cette assurance est trompeuse. La médecine est une chose, un outil parmi d'autres pour accompagner une vie. Il y a tout le reste, tout cet inconnu qui nous échappe. Me revoilà, terriblement seule, meurtrie, découragée, me noyant dans mon impuissance avec le sentiment de n'avoir pas fait tout ce qu'il fallait. Ces moments sont d'une souffrance intense et nourrissent le doute latent que nous portons en nous.

Chercher des ressources pour rebondir. Pas facile. La nuit est hostile, les étoiles invisibles, les jets de lumière qui souvent se projettent sur les tours de Notre-Dame par les passages des bateaux sont absents. Alors, tenter de s'extraire de cette tristesse destructrice, et prendre un peu de repos en se disant que demain est un autre jour. Avec effort, j'essaie de lâcher prise. Mes yeux prennent le relais. Ils suivent les multiples nuances de l'obscurité pour redessiner la majesté des lieux. L'espace d'un instant la magie opère et un élan de spiritualité s'empare de moi. Comme un cheminement vers la vie infinie qui doucement m'accueille. Progressivement, je sens se mettre en place une forme d'apaisement émotionnel. Ces moments sont d'une extrême qualité. Ils donnent du sens à ma propre aventure.

25. Les limites de la science

L'hôpital vit dans l'instant présent qui est déjà tellement encombré et encombrant. Il nous happe dès qu'on en franchit le seuil. Une sorte de nuage nous enrobe, nous isolant du reste du monde. Il est fait de mille bruissements, de sollicitations visuelles qui nous dispersent dans toutes les directions, d'injonctions souvent incohérentes. C'est ainsi. Il faut tenter de se mettre en mode passif pour ne pas se charger de contraintes supplémentaires. Trop nous attendent déjà.

Le service a repris son cours habituel. Nulle trace apparente du drame récent qui a nourri tant d'inquiétudes et d'interrogations qui demeureront toujours sans réponse. Mais il laisse des trainées de doute qui se superposent à celles laissées par d'autres situations à l'issue fatale. Un drôle de doute. Ce n'est pas le noble doute scientifique qui permet de faire progresser les savoirs en écartant le lot de certitudes illusoires. Non, il s'agit d'un doute plus confus, qui nous lie au mystère de l'enfant.

Revoici Helen. Cette adolescente écrasée par le poids du nom de sa maladie, comme une inscription ineffaçable sur son front. Aujourd'hui, c'est une consultation dans le cadre de son suivi, mais qui prend une dimension nouvelle. En effet, Helen aura bientôt 18 ans et quittera la pédiatrie pour rejoindre un service d'adultes. Ses parents l'ont accompagnée puis se sont absentés pour lui permettre de se prendre en charge dans le cadre d'une visite dite de transition. À elle de commencer à investir toutes les responsabilités de son futur nouveau statut. Lorsqu'elle entre dans le bureau, je suis frappée par l'impassibilité de son visage qui ne laisse paraître aucune émotion.

Quand elle était très jeune, elle était la ravissante enfant joyeuse que tout le monde trouvait adorable et adorait voir. Et puis, les nuages ont progressivement accompagné ses visites. L'image lumineuse de l'enfant qui captait si délicieusement les regards a commencé à perdre quelques reflets enchanteurs, puis un voile a petit à petit gommé la vivacité de ses traits. Les éclats de ses yeux qui disaient le bonheur se sont affaiblis, laissant parfois entrevoir des gouttelettes de minuscules larmes qui ne franchissent pas le bord des paupières. Des larmes comme pour elle-même, et qui devaient rester secrètes. Voilà l'Helen d'aujourd'hui. Etrangère aux autres, totalement recroquevillées sur sa souffrance comme si elle voulait la protéger pour mieux la posséder.

Une attitude difficile pour moi. Je côtoie au quotidien les mille formes de tristesse et de douleur des enfants. Mais, en prenant le temps nécessaire, on trouve forcément un petit angle de connexion, une ouverture qui permet d'apporter une aide. Avec Helen, j'ai l'impression qu'elle est à l'affût de la moindre faille dans son système d'isolement pour pouvoir immédiatement la contrecarrer. Avec une agilité incroyable, elle analyse très vite le champ d'interaction avec ses interlocuteurs et dans les instants qui suivent, elle a mis en place toutes les mesures de distance infranchissables qu'elle peut imaginer. Fermée. Complétement fermée. Totalement inaccessible.

A chacune de ses visites je sens l'éloignement grandissant qu'elle m'impose, et j'en suis intimement triste et désemparée. Lors de notre dernier entretien, elle était venue seule et je l'avais reçue dans mon bureau du service et non pas dans le secteur de la consultation pour donner un cadre nouveau à nos échanges. J'avais alors un peu mieux cerné les composantes de son mal être. Le nom de sa maladie, comme une étiquette indélébile qu'elle imaginait visible par tous ceux qui la rencontraient. Une tare absolue qui en permanence brisait ses relations avec le monde autour d'elle, l'enfermant dans un espace obscur et sans issue. Aujourd'hui, l'indifférence qu'elle affiche est surprenante. Elle est figée dans une attitude d'une passivité surprenante. Elle répond à mes questions avec un automatisme que je ne lui ai jamais connu. Son regard n'exprime rien. Elle est là par obligation, mais clairement n'attend rien de moi. Les parents qui nous ont rejoints paraissent également inertes. La consultation se déroule dans une lourdeur presque morbide. Je tente inutilement d'engager des échanges sur un mode léger et chaleureux. Je ne tire que des réponses brèves et sans intérêt. Le temps flotte entre nous, n'allant nulle part. J'en arrive même à ressentir une forme de léthargie, comme si moi-aussi je perdais toute énergie.

Cette situation ne ressemble à aucune autre. Je n'ai prise sur rien. Et pourtant j'essaie. Dans les années passées, elle était dans une forme de séduction spontanée et naturelle. Elle arrivait joyeuse, confiante. Elle savait qu'elle allait bien et qu'il n'y avait rien à craindre des entretiens médicaux. Ses yeux étaient brillants. L'animation de son visage disait tout simplement son plaisir du moment. Elle s'habillait joliment et virevoltait pour mieux mettre en mouvement ses vêtements qu'elle choisissait avec soin. Elle attendait un compliment que je ne manquais pas de lui adresser. Alors, elle racontait les magasins, les hésitations sur les couleurs, et finalement les raisons de ses choix. Puis venait la séquence des copines, très coquettes également, leurs vies à l'école, les professeurs qui étaient bien et ceux que personne n'aimait, les petites idylles. Tout cela dans une ambiance légère et bienfaisante. Revenir sur ces moments me rend mal à l'aise et triste. Pourquoi un tel gâchis ?

Pour le nom d'une maladie. Qui de plus en plus la ligote. Comme un ruban élastique qui se serait collé sur un petit endroit de sa peau et progressivement l'aurait entourée, encerclée. Et puis une force inconnue aurait commencé à tirer pour la comprimer tout entière. Elle n'a tout simplement plus d'espace pour s'agiter. Une absurdité insensée. Comment ne peut-elle pas comprendre que l'élastique n'existe pas ? Que ce n'est qu'un mauvais cauchemar ? Aucun de nous qui sommes à ses côtés n'a le pouvoir d'apporter la solution. Comme s'il n'y avait pas de solution. Insoutenable.

La consultation s'achève dans une désespérance absolue. Nos regards se croisent sans se voir. Je l'embrasse avec la drôle de sensation de ne pas avoir effleuré son visage, comme si elle n'était plus accessible, comme si des aimants l'éloignaient imperceptiblement. Elle tourne la tête et s'engage vers la sortie sans dire un mot. Les parents suivent silencieux, presque invisibles. Juste avant la porte, la maman se retourne et du bout des lèvres semble esquisser un merci. Je les vois s'éloigner du bâtiment, Helen devant, le père et la mère dans son sillage. Trois êtres qui vont chacun leur chemin, comme si plus rien ne les reliait. Il pleut tristement, leurs silhouettes s'évanouissent bientôt.

Helen m'a profondément bouleversée. Sa souffrance était insondable et l'aspirait dans des profondeurs que nous ne pouvions explorer. J'ai eu de très nombreux entretiens et discussions à son sujet avec des collègues spécialisés dans les pathologies psychologiques de l'enfant. Deux d'entre eux l'ont suivi quelques temps en consultation. En vain. Une révolte sourde m'envahissait dès que d'une façon ou d'une autre j'étais avec elle. Comment pouvait-elle nourrir un tel désespoir pour une maladie qui n'existait pas en elle ? Les descriptions génétiques ne sont que des informations. Elles ne disent pas la vraie vie. Nous avons tous en mémoire des enfants que la science des gènes rangeait dans le groupe des patients qui seraient sûrement très malades. Nous les suivions avec une vigilance renforcée. Mais finalement, ils demeuraient dans un confort physique surprenant. La situation pour Helen était encore plus simple. Seules des variations génétiques avaient été documentées. Une interprétation inadaptée en avait été faite par un laboratoire, qui semble-t-il n'avait pas l'expertise requise, puis transmise à la famille avant qu'elle ne soit adressée dans le service. Erreur fatale, irrécupérable : elle avait été lue par Helen !

Je n'ai pas pu, avec toute l'équipe nous n'avons pas pu, renverser le cours du processus destructeur qui avait été ainsi enclenché. Lorsqu'Helen est devenue majeure, nous lui avons proposé un suivi dans une structure pour adultes. Plusieurs équipes pouvaient l'accueillir. Elle a pris les documents qui avaient été réunis, sans un mot. Elle m'a longuement regardée, je jurerais que quelques larmes rendaient plus flous ses yeux. Mais peut-être étaient-ce les miens qui se brouillaient, tant l'émotion de cette dernière visite était insoutenable. Puis elle est partie. J'ai longtemps espéré un signe de sa part. Il n'y en a pas eu. Je sais qu'elle n'a consulté aucun des médecins proposés. Qu'est-elle devenue ? Le saurai-je un jour ? Je veux croire que oui.

J'ai passé de longs moments avec Helen pour lui expliquer les progrès des connaissances scientifiques qui, dans le cadre de sa maladie, permettaient une identification de plus en plus précise des variations génétiques. Et que les vraies mutations ne la concernaient pas. Qu'elle n'avait pas de problèmes santé. Qu'elle pouvait oublier tout cela. Elle revenait toujours à la question concernant son dossier génétique : « Alors pourquoi le laboratoire a-t-il écrit cela ? ». Je pouvais faire et refaire des schémas pour expliquer la diversité génétique liée à la variabilité de chacun des gènes. Elle écoutait, semblait comprendre, mais terminait invariablement sur le rapport qui avait été donné et qu'elle avait lu. J'essayais d'élargir le cadre des échanges en abordant les limites de la science et la part de l'humain.

Des discussions sans fin reprenaient souvent. Helen voulait entendre le mot certitude. Un test, disait-elle, donne forcément des résultats vrais. Je tentais d'expliquer comment les tests étaient mis en place, les impératifs pour une bonne exécution, et les bases de leurs interprétations. Je sais le sujet hautement sensible et difficile. Que de fois les parents lors de l'annonce d'une maladie se précipitaient dans le rejet du diagnostic. « Vous vous trompez. Vous croyez savoir parce que vous êtes professeur de médecine, mais vous n'avez pas la vérité. ». J'étais d'accord avec eux sur l'impossible utilisation du terme vérité que, du reste, je n'employais jamais. Et mon activité médicale et scientifique était là pour m'en convaincre au quotidien. C'étaient toujours des moments délicats car notre compréhension des mots était bien différente. Je ne pouvais leur dire : « je suis d'accord, je n'ai pas la vérité. » Ils m'auraient immédiatement rétorqué : « Donc vous ne pouvez dire avec certitude la maladie de notre enfant ? ».

Avec le temps, on apprend à éviter les pièges. A quelque part anticiper les questions difficiles qui ne permettent pas de réponses claires. Parce que les familles sont dans la quête d'affirmation. L'incertitude est un espace trop difficile à vivre. Mais, puisque la science est complexe et incertaine, il faut plus justement parler de connaissances scientifiques. Celles-ci peuvent être définies comme un savoir s'appuyant sur une base théorique et des preuves issues d'expérimentation. Mais même cette définition a ses limites. Toute connaissance peut être amenée à être modifiée, remaniée, ou même remplacée par des informations et expérimentations nouvelles.

Progresser en science, chercher à aller plus loin, c'est accepter d'intégrer le doute, avec l'humilité de reconnaître nos propres limites dans la compréhension des événements. La crise sanitaire du covid, qui nous a embarqués dans une situation inédite, a bien mis en lumière les incertitudes de la science et le temps long de la démarche scientifique pour accéder à une forme de connaissance qui puisse être partagée par tous. Ce qui s'est passé pendant la pandémie a été, à cet égard, particulièrement déstabilisant pour tous. Tant d'inconnus dans de multiples domaines nous ont submergés, dans un espace-temps des plus réduits. Avec des questionnements majeurs, des pistes scientifiques à imaginer, des expérimentations à proposer sans aucune certitude, des doutes multiples. Et au milieu de toute séquence, des personnages se disant experts exposaient leurs certitudes que, sans transition, ils présentaient comme des vérités scientifiques.

La science n'est pas faite de vérités absolues. Rien n'est acquis. La médecine sans cesse évolue, intégrant la constante progression des connaissances, et la fragilité des certitudes acquises à un moment donné avec la plus grande rigueur mais forcément remodelées par les nouveaux savoirs. A cela il faut bien sûr ajouter la dimension humaine dans laquelle s'insère le fait scientifique. L'individu est unique, et tout ce qui le compose et l'environne module obligatoirement les informations et résultats biologiques. Bien entendu, ce n'est pas ce que les parents et les enfants atteints de maladies sévères veulent et même peuvent entendre.

Le fardeau d'un pathologie chronique survenue si tôt dans la vie est gigantesque, une montagne sans sommet, un puit sans fond. Tous cherchent un coin de ciel bleu infini pour échapper. Même si cela ne dure que qu'un temps très court. Echapper au carcan de la maladie, s'en libérer pour peut-être mieux puiser dans leurs propres ressources d'énergie, et vivre dans l'espoir de l'instant. Nous savons, nous les soignants, combien ces moments sont essentiels pour redonner du sens au parcours de vie.

Les maladies chroniques, pour la plupart d'origine génétique, que nous prenons en charge, créent chez les parents des ruptures brutales et irrémédiables. Les temps heureux sont définitivement révolus. Il y a toujours une période après l'annonce du diagnostic où le recours à la science apparait comme la solution évidente au drame imposé. Il est inconcevable pour eux que toutes les avancées médicales qui nous permettent de vivre de mieux en mieux et de plus en plus vieux ne puissent réparer les petits agencements défectueux dans la séquence des gènes. Chez quelques parents, la mort est une issue certaine, et ils veulent savoir quand et comment elle surviendra. Les autres préfèrent ne pas aller dans cette direction. Comme pour conjurer le sort, la question qu'ils reprennent sans presque attendre la réponse est : « Quand mon enfant va-t-il guérir ? ». Le mot de guérison revient sans cesse. La maladie se réduit au diagnostic. Impossible de lui donner une autre temporalité.

Les enfants, n'ayant pas connu d'avant sans pathologie, s'inscrivent dans le temps long de la maladie. Ils cohabitent avec elle depuis si longtemps. Au gré des mieux et des moins bien. L'incertitude est leur quotidien et ils apprennent à l'apprivoiser. Ils n'envisagent pas la mort, et ils ne demandent pas quand ils vont guérir. Ils savent au fond d'eux leur réalité. Ils se construisent avec leurs ressources propres. Tous, même ceux présentant une pathologie moléculaire identique, évoluent différemment. Avec un courage variable, une acceptation des soins parfois problématique, un environnement plus ou moins aidant. A nous les soignants de nous adapter à leur cheminement.

26. Hymne à la médecine de l'enfant

L'enfant malade souffre. Mais sa souffrance ne l'aliène pas. Certes, il ne l'accepte pas. Elle s'impose à lui et l'oblige à composer avec le rejet, la peur, l'angoisse, le refus, et à manifester son opposition par les mots, les pleurs, les cris. Mais elle est dans la temporalité du moment. Elle ne peut épuiser son élan de vie. Elle peut même lui donner une énergie nouvelle. Pour mieux combattre les difficultés à venir en renforçant les liens avec tous ceux qui l'entourent et l'accompagnent.

La souffrance de l'enfant est éminemment insoutenable. Elle nous saisit dès les premiers moments de notre activité de pédiatrie. D'emblée, elle nous parait injuste et révoltante. C'est une des raisons pour lesquelles ce domaine de la médecine n'est pas le plus sollicité par les étudiants qui préparent leur projet professionnel. Trop de crainte, d'inconfort, d'anxiété. Les sources d'appréhension et d'angoisse ne sont pas tant liées aux maladies qu'il faudra gérer qu'à la représentation qui est faite de la souffrance de l'enfant. Un mur qu'ils construisent comme une évidence pour se protéger. Certes invisible, mais étanche, empêchant toute forme de communication.

La proximité avec les enfants présentant des pathologies chroniques m'a permis de nourrir mes réflexions sur leur capacité à vivre ce qui est a priori non acceptable. Le diagnostic étant pour la plupart d'entre eux établi lorsqu'ils sont encore très jeunes, l'impact de l'annonce elle-même est difficile à apprécier. Il est bien entendu central dans l'équilibre familial, illustré par quelques situations décrites précédemment. Les parents et l'entourage sont brutalement pulvérisés dans une réalité qu'ils n'ont même jamais imaginée. Très vite la mort surgit dans leurs échanges. Souvent, au départ, ils n'envisagent pas la situation intermédiaire de la maladie. La tragédie est partout, dans tous les registres de leurs vies, à la maison, au travail, avec les amis. Et l'enfant assiste à tout cela, une présence certes bien réelle physiquement mais comme mise à l'écart du drame qui se joue pour la famille.

Il faut du temps pour assumer la souffrance des jeunes patients. Dans le domaine des maladies difficiles que nous suivons, nous devons accompagner plusieurs types de souffrance. Celles liées aux manifestations cliniques et celles plus complexes de leurs conséquences sur la vie du quotidien et leurs répercussions psychologiques. Avec un fardeau très lourd pour les familles confrontées à des situations difficiles auxquelles nous devons nous adapter. Les parents indiquent parfois sentir physiquement la souffrance de leur enfant. Ils disent surtout le tunnel sans fin dans lequel ils doivent cheminer. Un tunnel rugueux, hostile, qui concentre leurs peurs et leurs angoisses d'un futur dont ils connaissent l'issue. Mais beaucoup en apparence font face pour tenter vaille que vaille de donner un semblant de normalité au quotidien.

Je suis souvent impressionnée par la détermination qu'ils affichent à intégrer les exigences banales de l'éducation. Mettant beaucoup d'énergie à remplir les journées avec les mille détails de la vie familiale et scolaire. Ne négligeant ni les entrainements sportifs ni les activités artistiques. Programmant les loisirs et les vacances sans imposer de limites, comme si tout était normal. Leur courage et leur persévérance à intégrer la charge psychologique et émotionnelle de la maladie sont des aides importantes pour nous les soignants. Très souvent je me pose la question : « Comment arrivent-ils à vivre les journées en sachant que demain n'apportera pas plus d'espoir qu'aujourd'hui ? ».

La nécessaire adaptation du quotidien se met en place, avec des consultations qui structurent progressivement les exigences de la prise en charge. Et l'enfant apprend au fur et à mesure à vivre sa vie, obligé de faire avec les différents types de difficulté que sa situation médicale génère. Il parvient ainsi à une forme d'alchimie qui rassemble tous ses mois. Il devient une seule personne. La maladie n'est pas une entité mais un composant de son corps, indissociable des autres composants. Avec son imaginaire, il bâtit son existence. Cet imaginaire lui octroie une liberté fantastique. Non pas d'éliminer la pathologie, mais celle de la mêler à tous ses rêves.

La vie est là tout simplement. Il la laisse s'exprimer. Et c'est à mon sens ce qui me paraît essentiel chez les jeunes patients. La maladie n'est pas une mauvaise herbe qui entrave le jaillissement de la puissance de la vie. Les enfants présents dans ce livre témoignent du désir de vivre. Une évidence, la joie d'exister pour exister. Sans raison particulière, malgré les mille entraves de leur quotidien. Une expression de l'incroyable capacité de dépassement que chacun a en lui. Une force, un élan de l'instant, éphémère, qu'ils perpétuent. Observer tout cela est d'une puissance inouïe, une sorte d'émerveillement.

Il importe de dépasser les angoisses que nous ressentons pour chacun de nos patients, pour ainsi prendre conscience de cette énergie incroyable qui jaillit du plus profond de leur être. Une source inépuisable qui ne demande rien, et qu'il faut préserver, ne pas tarir. Lorsque viennent les années qui les rapprochent de l'âge adulte, des accès de rébellions commencent à se manifester chez les adolescents avec leurs désaccords, leurs oppositions, leurs volontés de se singulariser et de rejeter les valeurs qui ont accompagné leur éducation. C'est un moment particulier bien sûr pour la famille et son entourage, mais également pour nous les soignants de longue date. On fait un peu partie du lot qu'il faut rejeter. On s'y prépare et on essaie de faire face. Par la force des choses, progressivement les comportements changent. L'acceptation du support médical devient alors plus problématique. Les questionnements sur la maladie sont plus nombreux et parfois plus complexes. Comme ceux concernant les limites des diagnostics abordées avec Helen. C'est parfois une période de grande difficulté pour les patients. La maladie prend un sens différent. Elle existe depuis longtemps. Ils sont depuis soumis à des consultations répétées et hospitalisations, à des examens et traitements qui ne pourront être stoppés. Une nouvelle prise de conscience de leur état clinique se fait jour progressivement. Parfois des contestations sont exprimées, surtout concernant la lourdeur des thérapeutiques qui entravent leur soif de libertés. L'enfance s'éloigne … Et avec elle, peut-être, une certaine forme d'émerveillement de la vie.

Notre accompagnement des enfants et de leurs familles évolue ainsi dans le temps et au gré des injonctions de soins imposées par les réalités médicales du moment. Adapter au quotidien notre écoute et notre parole est une exigence que nous apprenons à ajuster avec plus de pertinence. Les multiples difficultés cliniques que nous rencontrons sont autant d'occasions de mesurer l'impact de nos mots sur la prise en compte de la maladie par le patient et sur la place qu'il peut accepter de lui donner. Les mots sont terriblement importants. Il faut les choisir, et souvent ce n'est pas facile. Ne pas mentir certes, mais dire ce qui peut être dit dans un langage compréhensif et adapté. Alors bien sûr, cela prend du temps, beaucoup de temps. Là est le cœur de la pédiatrie. Le lien qu'il faut aider l'enfant à tisser avec sa maladie. Un lien que le vécu façonnera pour permettre une acceptation de la réalité. Un lien qui sera une partie de lui et non une chaine contraignante. Et pour cela, parler à son imaginaire et à la liberté qui l'accompagne, et puiser dans la force et l'énergie de son élan de vie.

Tout un programme. Une mission presque vertigineuse lorsqu'on s'attache à l'expliquer et à la détailler. Mais la pratique nous aide à intégrer toutes ces exigences dans le fonctionnement quotidien. Avec une attention permanente, pour préserver la conscience de la fragilité de toutes ces situations souvent sur une ligne de crête. Avec aussi l'angoisse toujours présente de l'erreur qui peut concerner tous les éléments qui font les journées et les nuits à l'hôpital : les prescriptions médicales incomplètes ou inexactes, les transmissions de soins trop rapides, les personnels et étudiants qui ont reçu des demandes erronées, les familles qui n'ont pas été informées des changements de traitement. Lorsqu'on a déjà vécu les conséquences parfois insoupçonnées et dramatiques de ces situations, on ne peut qu'être dans une forme de vigilance exacerbée.

Le prix pour accéder à un monde d'une richesse inestimable. Il y a avant tout la gratification incroyable du lien avec l'enfant. Sa confiance, qu'il donne plus ou moins rapidement. A la première visite, la méfiance est immédiate, instinctive, avec parfois l'expression d'un rejet. Il faut s'adapter et se mobiliser tout doucement pour créer les conditions d'un échange qui va progressivement se structurer. Ce n'est pas toujours facile. Ce d'autant que les parents, au début d'une prise en charge pour une maladie chronique, sont eux-mêmes dans une attitude souvent négative. Non à tout, à la maladie, à l'hôpital, aux soins, aux soignants. Le médecin qui accueille est souvent une cible privilégiée. Il concentre toutes les attaques. Alors, la famille va multiplier les questions qui déstabilisent parce que les réponses ne peuvent être simples.

Il faut l'accepter, avec l'humilité de reconnaître les limites de nos connaissances. Il faut parfois beaucoup de temps pour convaincre que nos savoirs, aussi limités soient-ils pour certaines pathologies, sont une base solide pour mettre en place les premiers traitements. C'est une phase que je trouve particulièrement difficile. Car on ne peut pleinement avoir accès à l'enfant tant que les parents ne sont pas dans une démarche de participation. Et puis, c'est un moment durant lequel notre position de médecin n'est pas spontanément reconnue. C'est toujours pour le soignant une forme de remise en question. Nécessaire bien sûr, et que nous acceptons en permanence, mais qui ici se heurte au problème clé du déni de la maladie. « Comme elle n'existe pas, le médecin se trompe. Et comme il se trompe, il ne peut s'occuper de notre enfant ». Il faut alors beaucoup de stratégies et d'explications pour arriver à convaincre de l'importance de la prise en charge.

Un hymne à la médecine de l'enfant ? Absolument ! Le domaine des maladies chroniques en pédiatrie regroupe des pathologies très diverses. Plusieurs millions d'enfants sont concernés, avec pour beaucoup d'entre eux la nécessité d'une prise en charge lourde et de longue durée. Les patients porteurs d'une atteinte respiratoire pour la plupart d'origine génétique que nous suivons permettent d'illustrer la complexité et les difficultés de leur diagnostic et de leur suivi. Certaines situations sont particulièrement dures à vivre pour les soignants. Il y a celles liées à des conditions familiales compliquées sur lesquelles nous n'avons pas vraiment prise. Mais surtout, il y a les moments extrêmes où la vie bascule, nous exposant cruellement et inexorablement à notre impuissance. La douleur est là autour de nous et en nous, terrible, accablante. Chacun essaie de trouver un espace personnel pour renouer avec les exigences professionnelles. Mon espace à moi est celui de la nuit et de Notre-Dame qui accueille mes souffrances et mes doutes. Une forteresse qui rassure et protège. Mais aussi, la grâce de ses tours qui élèvent vers le ciel et le divin. Une source prodigieuse de réconfort.

Dès que je peux échapper à l'emprise du quotidien et à ses injonctions et sollicitations multiples, je reprends mes pensées sur les enfants qui ont accompagné ma journée. Avec le temps, une évidence s'impose. Leur énergie, leur force de vie qu'ils nous font partager sont des cadeaux inestimables. Beaucoup doivent faire face à une adversité qui les dépasse.

Et ils le font. Avec une résilience qui leur est propre, utilisant des ressources venues du plus secret d'eux-mêmes, pour mobiliser et activer des mécanismes fondamentaux de défense. Bien sûr, avec l'appui et l'accompagnement de leur environnement le plus proche. Que nous disent-ils ainsi ? Que nous sommes tous capables de trouver des forces en nous. Que la vie déborde de possibles. Qu'elle est partout même dans l'épreuve. Que l'énergie de la vie existe et qu'il faut la saisir et s'en émerveiller. Qu'elle est notre atout le plus précieux pour renouer avec le sens profond de notre existence lorsque les difficultés nous encerclent et nous oppressent. Nos patients, au-delà de leurs souffrances, nous transmettent ce message. Malgré tout, ils vivent et ils aiment vivre. La force de la jeunesse, même dans la plus grande adversité, c'est cette faculté inouïe de saisir dans l'instant et d'irradier le miracle de la vie. Être à leurs côtés est un cadeau prodigieux.

La médecine de l'enfant est unique. Une expérience qui nous transcende en permanence, qui nous montre le chemin pour affronter nos propres souffrances. Elle nous oblige à nous dépasser pour renouer avec la capacité d'émerveillement de l'enfance, et pour nourrir l'espérance d'un meilleur toujours possible. Elle nous enseigne que les épreuves ne peuvent et ne doivent s'opposer à la vie et qu'il est fondamental de vivre. Elle nous invite à nous ouvrir aux petits bonheurs du quotidien qui sont partout et si nombreux. Il suffit d'en prendre conscience, de les accepter, et d'en accueillir les bienfaits avec simplicité et gratitude.

Les enfants que nous accompagnons dans l'environnement de la maladie nous imposent de sortir de nous-mêmes. Ils sollicitent notre attention et notre compétence. Ils nous donnent en échange leur confiance imprégnée de leur jeunesse. C'est ce lien qui est d'une richesse sans pareille et qui, avec le temps, nous conforte et renforce notre mission de soignant. Pourquoi l'avons-nous choisie ? Je n'ai jamais trouvé de réponse satisfaisante. Un choix validé dès l'entrée en faculté, et dicté par un mystérieux désir ? En vérité, c'est au fil du temps que l'on devient médecin. Les jeunes patients, par leur puissance de vie, nous aident et nous accompagnent dans notre action de soignant. Ils nous transmettent leur énergie et font vivre l'espoir de tous les possibles. Ils nous disent que la vie est une promesse.

Structures éditoriales du groupe L'Harmattan

L'Harmattan Italie
Via degli Artisti, 15
10124 Torino
harmattan.italia@gmail.com

L'Harmattan Hongrie
Kossuth l. u. 14-16.
1053 Budapest
harmattan@harmattan.hu

L'Harmattan Sénégal
10 VDN en face Mermoz
BP 45034 Dakar-Fann
senharmattan@gmail.com

L'Harmattan Cameroun
TSINGA/FECAFOOT
BP 11486 Yaoundé
inkoukam@gmail.com

L'Harmattan Burkina Faso
Achille Somé – tengnule@hotmail.fr

L'Harmattan Guinée
Almamya, rue KA 028 OKB Agency
BP 3470 Conakry
harmattanguinee@yahoo.fr

L'Harmattan RDC
185, avenue Nyangwe
Commune de Lingwala – Kinshasa
matangilamusadila@yahoo.fr

L'Harmattan Congo
219, avenue Nelson Mandela
BP 2874 Brazzaville
harmattan.congo@yahoo.fr

L'Harmattan Mali
ACI 2000 - Immeuble Mgr Jean Marie Cisse
Bureau 10
BP 145 Bamako-Mali
mali@harmattan.fr

L'Harmattan Togo
Djidjole – Lomé
Maison Amela
face EPP BATOME
ddamela@aol.com

L'Harmattan Côte d'Ivoire
Résidence Karl – Cité des Arts
Abidjan-Cocody
03 BP 1588 Abidjan
espace_harmattan.ci@hotmail.fr

Nos librairies en France

Librairie internationale
16, rue des Écoles
75005 Paris
librairie.internationale@harmattan.fr
01 40 46 79 11
www.librairieharmattan.com

Librairie des savoirs
21, rue des Écoles
75005 Paris
librairie.sh@harmattan.fr
01 46 34 13 71
www.librairieharmattansh.com

Librairie Le Lucernaire
53, rue Notre-Dame-des-Champs
75006 Paris
librairie@lucernaire.fr
01 42 22 67 13

www.ingramcontent.com/pod-product-compliance
Lightning Source LLC
LaVergne TN
LVHW011016061026
849535LV00006B/1906
* 9 7 8 2 3 3 6 4 5 5 0 1 3 *